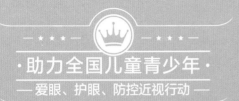

看健

写给孩子们的爱眼书

刘薇　郭珍◎主编

1

神奇的眼睛

天津出版传媒集团

天津科学技术出版社

图书在版编目（CIP）数据

看·健 : 写给孩子们的爱眼书 : 全 3 册 / 刘薇 , 郭

珍主编 . -- 天津 : 天津科学技术出版社 , 2024.5

ISBN 978-7-5742-2141-3

Ⅰ . ①看… Ⅱ . ①刘… ②郭… Ⅲ . ①儿童—视力保

护 Ⅳ . ① R779.7

中国国家版本馆 CIP 数据核字（2024）第 096266 号

看·健 : 写给孩子们的爱眼书 : 全 3 册

KAN · JIAN: XIE GEI HAIZIMEN DE AIYANSHU: QUAN 3 CE

责任编辑：胡艳杰

插画设计：苑泊雯　马妍吉

出　　版：天津出版传媒集团
　　　　　天津科学技术出版社

地　　址：天津西康路 35 号

邮　　编：300051

电　　话：（022）23332695

网　　址：www.tjkjcbs.com.cn

发　　行：新华书店经销

印　　刷：北京虎彩文化传播有限公司

开本 787×1092　　1/16　　印张 21.125　　字数 300 000

2024 年 5 月第 1 版第 1 次印刷

定价：168.00 元（全 3 册）

编 委 会

主　编：刘　薇　郭　珍

副主编：苗　阳　从　竹

编　委（按姓氏笔画排列）：

王　欢　王晓霞　王梦琦　石　佳

张　磊　杜　倩　贺荣华　徐　毓

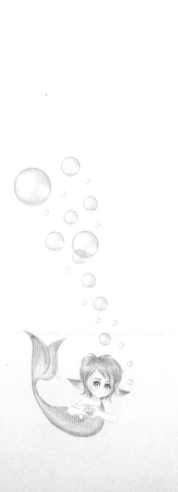

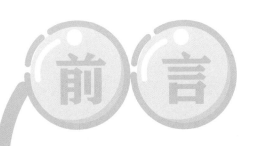

前言

眼睛让我们看到——春有"碧玉妆成一树高，万条垂下绿丝绦"，夏有"接天莲叶无穷碧，映日荷花别样红"，秋有"枯藤老树昏鸦，小桥流水人家"，冬有"窗含西岭千秋雪，门泊东吴万里船"……

眼睛让我们体会到——"水光潋滟晴方好，山色空蒙雨亦奇"的山、水之美，"黄云万里动风色，白波九道流雪山"的云、雪之奇，"林花谢了春红，太匆匆"的林、花之姿，"昨夜雨疏风骤，浓睡不消残酒"的风、雨之态……

大千世界的五彩缤纷，万物生长的千姿百态，都是在眼睛的帮助下，我们才得以真真切切看到。不仅如此，来自于书、互联网上的知识，很多也是通过眼睛看到获取的。据悉，在日常生活中，超过90%的信息量是通过眼睛获取的。可见眼睛健康，不仅是个人健康的核心之一，更是国民健康的重要组成部分。为眼睛保驾护航，也同样要从孩童时期开始。

随着科技的发展，越来越多的电子产品，拓展了我们的生活时空，使得获取信息更为便捷，但与此同时，也带来了视疲劳、干眼症，以及屈光不正等负面问题。对于宝贵的眼睛可能存在的隐患、出现的问题，我们不能因噎废食，也不能听之任之。

这个世界如此美好，孩子们的眼睛如此精密，我们的职责就是，帮助他们养成正确的用眼习惯，让每个孩子都主动爱护自己的眼睛，科学使用自己的眼睛，减少近距离用眼时间，及时甄别眼科及全身性疾患的眼部表现，善于"使用"兼顾"节制"，"呵护"联合"校正"，"预防"配合"治疗"，要做到实时互动、平衡使用，早预防、早发现、早诊断、早干预、早治疗、早康复，保护好这两扇帮助他们看见绚丽风景的心灵之窗。

这便是天津市儿童医院／天津大学儿童医院眼科医务人员认真撰写这套《看·健——写给孩子们的爱眼书》的初衷，这套书也是我们为所有孩子们奉上的礼物。

祝孩子们都有一双纯真、明亮，能看清这个美丽世界的眼睛，身体健康，学有所成！

刘薇

2024.1.1

目录

看·健 ——写给孩子们的爱眼书（1）

01

来猜猜，眼眶像什么？

小朋友，你有一双明亮的眼睛，它让你看到了整个神奇的世界。那现在用你聪明的头脑思考一下：守护眼睛的眼眶究竟像什么呢？

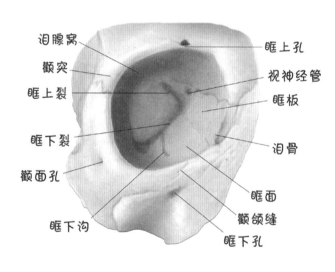

泪腺窝
颧突
眶上裂
眶下裂
颧面孔
眶下沟

眶上孔
视神经管
眶板
泪骨
眶面
颧颌缝
眶下孔

有的小朋友说，眼睛像珍珠一样宝贵，眼眶就像镶嵌珍珠的完美底托儿。

有的小朋友说，眼睛是看得见风景的窗户，眼眶就如同坚定稳固的窗框。

有的小朋友说，眼睛是台精密高效的照相机，眼眶就是量身定制的相机壳。

⋯⋯⋯⋯⋯

你觉得谁说的对呢？

眼眶是眼球周围的骨性框架结构，形状如同横躺着的"金字塔"，向外的开口接近四边形，向内尖端指向颅骨，呈锥形，总体看为四棱锥形。

还有一个更简单的比喻，将脆筒冰淇淋横放，最前面的冰淇淋球一如眼球，后面的脆筒就非常接近眼眶的样子啦。

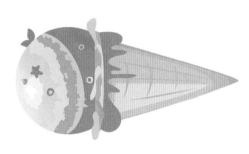

其实，眼眶就像是专门为了容纳、保护眼球及相关组织专门设计的"骨头房子"，左右各一，互相对称。

眼眶"建筑图"

"房顶"即"框顶"——上壁，由2块颅骨（额骨、蝶骨）组成，大致呈三角形。

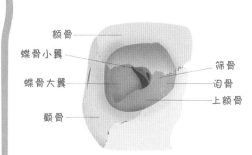

额骨

蝶骨小翼

蝶骨大翼

额骨

筛骨

泪骨

上颌骨

"地面"即"框底"——下壁，由3块颅骨（上颌骨、颧骨、腭骨）组成，也呈三角形，最短。

"墙壁"即"框壁"——包括内侧壁和外侧壁。

内侧壁由4块颅骨组成（上颌骨、泪骨、筛骨、蝶骨），略呈长方形，最薄。

外侧壁由2块颅骨组成（颧骨、蝶骨），也呈三角形，最为坚固。

整体上看，上、下壁几乎是平行的，而眶内、外侧壁有一夹角，约45度。

由此看来，眼眶的四壁还真是厚薄不一呢。

坚如"盾牌"的外侧壁，在受到外力打击的时候可以最大限度地保护我们脆弱的眼球免受伤害。

薄如"纸片"、弱不禁风的内侧壁，其厚度仅为0.2～0.4毫米，因此眼睛遭受拳击或暴力伤时，眶内侧壁易骨折破碎。

除了眼球（详见后面章节），眼眶内容物还有眼外肌、眶脂体（眶内脂肪组织）、血管、神经等。

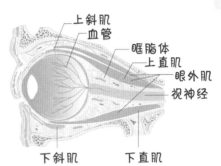

上斜肌
血管
眶脂体
上直肌
眼外肌
视神经

下斜肌　　　　下直肌

眼外肌，是眼球转动的"原动力"。

眼球之所以能够随时自由活动，比如上翻、下翻、左转、右转，那是因为眼球周围有拉着眼球转动的"绳索"——眼外肌。正是通过六条眼外肌(内外直肌、上下直肌、上下斜肌)的收缩或舒张，眼球才可以运动自如。

眶脂体，是眼球受力时的"缓冲垫"。

眶脂体是一些脂肪组织，填充于眶内各种软组织之间，不仅能帮助固定眶内的软组织，同时还有缓冲的价值，即当有外力作用于眼球，这个"缓冲垫"可以有效地削弱冲击力，从而起到保护眼球的作用。

除此之外，眼眶还有"两裂一管一孔"。

"两裂"指的是眶上裂和眶下裂（这是骨头之间的天然裂隙），"一孔"指的是筛骨孔，这些都是神经血管进

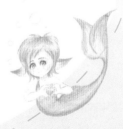

出眶内的部位。"一管"指的是视神经管，是视神经（位于眼球后部，像一条带子从眼球穿出，负责将眼内视觉信号传输到颅内）穿出眼球进入颅内的部位。

当"两裂一管一孔"及周围组织有炎症或受到外力发生骨折时，神经血管等组织就会受到损伤，继而出现眼球运动异常或视物障碍。

最后，还有一个神奇的结构就是"眼球筋膜鞘"。

眼球筋膜鞘（又称特农囊）是一个大的筋膜组织囊袋，眼球、眼外肌、视神经这些软组织都被这个大的囊袋包裹起来，与眶内的其他组织分隔开。它可以对囊袋内的组织起到固定和保护作用。

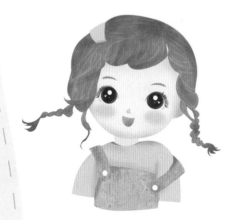

这样看来，刚才猜眼眶"是镶嵌珍珠的完美底托儿""是坚定稳固的窗框""是量身定制的相机壳"的小朋友们说的似乎都有一定的道理呢。

作为"骨头房子"的眼眶，正时时刻刻忠实地守护着我们脆弱的眼球，而眼球在眼眶的保护下得以自由地转动，让我们能够欣赏到美丽的景致、阅读到宝贵的知识、看到爸爸妈妈的笑容……

02

眉，可爱的晴雨表

小朋友们，让我们来猜个小谜语吧。

月儿弯弯，太阳圆圆。成双成对，天天做伴。

——打脸上两个器官名称

对，那个举手的小朋友，请大声说出你的答案。

什么？是"眉毛"和"眼睛"？

哈哈，你真的太聪明啦！

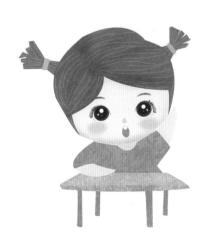

眉毛在眼睛上方，形似月牙，就像人们心情的"晴雨表"：高兴时，眉开眼笑；苦闷时，愁眉

不展……而且夸奖一个人长得好，也常常是从眉毛、眼睛开始，比如柳叶眉、丹凤眼，或者浓眉大眼。可见眉毛在人的面部表情和美学中发挥着非常重要的作用。

现在，请问哪个小朋友可以告诉我，眉毛是什么颜色的？

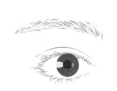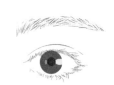

如果你的答案是黑色的，那可就错啦。

眉毛的颜色是由色素颗粒决定的。仔细看，有的人眉毛是深褐色的，有的人眉毛是浅棕色的，还有的人眉毛是浓咖啡色的，当然黄皮肤的人更多的是黑色眉毛。而且更令人惊讶的是，眉毛的颜色并非一成不变。比如，随着年龄的增长，体内代谢缓慢，黑色素合成减少，老年人的黑眉毛也会变白哦。

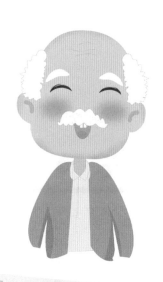

还有一些小朋友，天生就是白色的眉毛。这是因为他们罹患了一种名为白化病的疾病，这种疾病会导致体内黑色素合成缺陷。除了白眉毛，这样的小朋友还会有其他与众不同的表现，比如乳白或粉红色皮肤、白色汗毛，眼部由于色素缺乏，虹膜为粉红或淡蓝色，常伴有畏光、流泪、眼球震颤等症状，并存在散光等问题。

那么，又有哪个小朋友能告诉我，眉毛是由什么组成的呢？

你说眉毛是由"毛毛"组成的？这个答案不对哦。

准确地讲，是答对了一部分。眉毛位于上眼皮和额部皮肤的分界，皮肤之外，由较密的短毛组成。按照不同位置，有不同的称谓：靠近鼻子一侧的是"前锋"眉头；像山峰一样突然隆起的部位就叫眉峰；眉头和眉峰之间的部分称为眉腰；靠近后面的当然就叫作眉尾啦。

如果只有单摆浮搁的"毛毛"，那眉毛就完全没办法配合表情，做出改变啦。实际上，眉毛是可以活动的。当然，并不是说眉毛可以满脸跑啦……细心的小朋友可以发现，平常

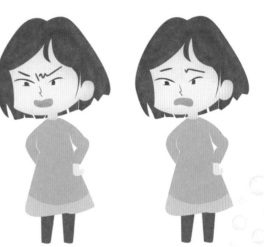

大家的眉在眼睛上方，呈一字形或微弯的弓形。当不小心因为淘气弄脏了衣服，惹妈妈生气时，她的眉尾就会上扬，看上去立刻变得很厉害。而当自己不小心摔倒，碰破了膝盖时，妈妈会非常焦急，眉峰也堆积到一起，像紧凑的山川。

打个比方，整个眉毛就像种在土地上的麦苗，地上是

麦穗（就像是眉毛上部的毛发），地下是小麦的根部。眉毛由浅入深分别经皮肤、皮下组织、肌肉组织（包括皱眉肌、降眉肌、额肌等）、腱膜等组织结构。所以，正常情况下，眉毛的位置能保持固定不变，而一旦这些组织结构和肌肉协调起来，即皱眉肌、降眉肌和额肌收缩或舒张，就能让眉毛产生上扬、内聚、下降的效果呢。

慈眉善目的老爷爷、老奶奶，他们的眉毛不仅会变白，还会慢慢变得下垂。这是因为老年人肌肤松弛，眼皮耷拉，而眉毛的内侧由纤维条索组织固定在眉骨上，故不易移动，但外侧没有可起固定作用的纤维条索，所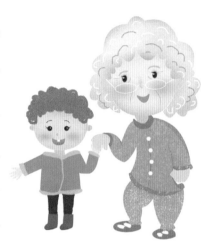以较多的脂肪组织会向下移动。甚至随着年龄的增长，整个眉毛的位置都会下移，使得看上去有些"肿眼泡"。所以小朋友们更要关心爱护我们身边的老人哦。

接下来，我们再看看眉毛的形状吧！

《红楼梦》中的林黛玉是"两弯似蹙非蹙罥（juàn）烟眉，一双似泣非泣含露目"，薛宝钗则是"脸若银盆，眼似水杏，唇不点而红，眉不画而翠"。可见每个人的眉眼都有自己的形状特征。

这是为什么呢?

不同人眉部的解剖位置并不相同。眉毛内侧和外侧深部的结缔组织（人体的结构组织，如同一个大果冻）位置不同，因而眉毛的形状也不相同。值得关注的是，有的小朋友两侧眉毛位置高低不一致，那很有可能是疾病引起的，比如神经麻痹症、上睑下垂（即上眼皮耷拉，抬不起来）等。

请注意，眉毛可不只是一个摆设，它还有很多作用呢！

"先锋"作用：当面部受到磕碰时，凸起的眉毛及眉部皮肤就像冲在前面的"先锋"，帮助脆弱的眼球避免被伤害的命运。

"遮挡"作用：弧形的眉毛可阻挡外来液体或粉尘等尘埃类外来物质直接入眼，进一步保护眼球。

"避险"作用：眉部的神经末梢比较丰富，对触觉较敏感，当有伤害性物体侵袭眉部皮肤或眉毛及额部时，眼睑会反射性地关闭，头部偏斜，避免进一步受伤。

可见，眉毛不仅仅让我们变得更漂亮，对眼球还能起到强大的保护作用呢。

03

眼睑，世界上最美的"窗帘"

每到夕阳西下、华灯初上，家家户户的窗都会投射出温暖的光、飘出饭菜的香，那一刻感受到的，便是最抚人心的人间烟火气。

而将夜的漆黑、星的寂寞挡在外面，将这缕明媚的光和这份温馨的香收拢在家的，便是五颜六色、花样繁多的窗帘。

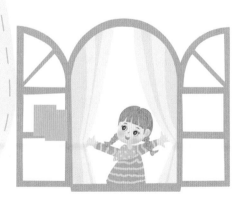

我们总将眼睛比作心灵的窗，而这扇窗也有属于自己的窗帘，那便是眼睑。

作为"大名"的眼睑，小朋友可能还不熟悉，不过说起它的"小名"眼皮，估计就人尽皆知了。

眼睑俗称"眼皮"，真的很像横置的窗帘，可以上下开合。

窗帘有什么用？

窗帘打开时，阳光可以洒满屋子，我们可以看到远山近水；窗帘闭合时，静谧时光，让我们枕着梦安心入眠。

那眼睑又有什么用呢？

睁开眼睛（眼睑打开），就会看到美好的世界；闭上眼睛（眼睑闭合），眼睛就能得到休息。

不过大家知道眼皮（眼睑）是如何打开、闭合的吗？

为什么眼皮（眼睑）可以做到自如地伸缩？

眼皮（眼睑）的结构又是怎样的呢？

我们先看第三个问题，即眼皮（眼睑）的结构。

别看眼皮（眼睑）很薄，但是它的结构还是很复杂的，竟然可以分为六层——皮肤、皮下结缔组织层、肌层、肌下结缔组织层、纤维层、睑结膜。

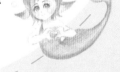

第二个问题，即眼皮（眼睑）自如伸缩的基础。

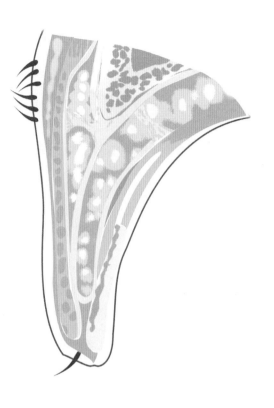

要想做到轻盈、顺利地开合，需要具备两个条件。首先，需要组织柔软。眼睑皮肤是全身皮肤中最薄、最软的，厚度仅有 0.4 毫米，跟纸张差不多。其次，眼睑皮肤和皮下结缔组织层都非常疏松，因此很容易伸展、移动。而这就是眼皮自如伸缩的基础。

第一个问题，即眼皮（眼睑）的开合。

眼皮（眼睑）的打开与闭合依赖于肌肉的操控。在这里就要提到两位主要的"操控手"（就像牵拉窗帘升降、开闭的绳子）——眼轮匝肌（主要为闭睑作用，收缩时使眼睑轻度闭合，在睡眠时大显身手）、上睑提肌（主要为眼睑上抬作用，收缩时使上睑上抬）。它们只有互相协调配合才能保证眼睑完美开启、闭合。

常见动作一：眼睑开启。即由上睑上举（上睑提肌收缩）、眼睑轮匝肌松弛、下睑退缩（下眼皮向下运动，此作用小）完成。

常见动作二：眼睑闭合。即由眼睑轮匝肌收缩、上睑提肌舒张完成。

那眼皮（眼睑）就是负责睁眼、闭眼的呗？

其实不然，眼皮（眼睑）里面还有"神秘"结构哦——一个"支架"和一个"油脂加工厂"。

我们已经知道，眼皮（眼睑）组织都很软，那小朋友有没有感到好奇，很软的眼皮（眼睑）又是如何维持正常形状的呢？

这就要说说眼皮（眼睑）纤维层的"支架"结构——睑板了。

睑板就像是眼睑内部扁平的板状骨架，由结缔组织、弹力纤维、大量睑板腺组成，厚度约1毫米，起到了很好的"支架"作用，支撑着眼睑的形状。

睑板内还有一个神奇的"油脂加工厂"——睑板腺。

睑板腺有很多条与睑缘垂直的管道，上睑有30～40条，下睑有20～30条。睑板腺的脂类分泌物通过这些管道来到睑缘的睑板腺开口（详见睑缘的详述），进而涂布眼球表面，组成泪膜的成分，润滑滋润眼表，起到保护眼睛的作用。

这下小朋友们明白了吧，即便是薄薄的眼皮（眼睑），也有这么多学问呀！

那再问小朋友一个问题，为什么有的人是漂亮、灵动的"双眼皮"（双重睑），有的人却是秀丽、迷人的"单眼皮"呢？

还记得之前我们提到了上睑提肌主要负责眼皮上抬的内容吗？一般情况下，上睑提肌在皮下是不与皮肤粘连的，不过少数人的两者发生了粘连，于是，当眼皮抬起时，提上睑肌就将粘连的皮肤拉起，形成皱褶，于是就形成了"双眼皮"。

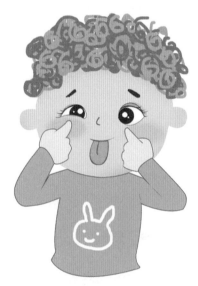

中国人的"双眼皮"（双重睑）发生率为 60% ~ 70%，女性比男性多。大多数"双眼皮"（双重睑）是两眼一致的，也有少部分人仅有一眼为"双眼皮"（双重睑）。

窗帘（眼睑），我们介绍完了，那窗帘上是不是还有花边呢？

没错，窗帘还真有花边，那就是睑缘。

眼皮（眼睑）的游离缘，叫睑缘，相当于窗帘的花边。

也许有的小朋友可能会说："哦，我明白了，睑缘不就是眼皮的边吗，那能有什么特别的呢？"

嘿，我们还真不能小看它！

睑缘宽约 2 毫米。前缘以皮肤为界，后缘以睑结膜为界，两者之间便是睑缘。除了泪点、睫毛等，睑缘还有两个非常特别的结构——睑板腺导管开口和"雨刮器"。

睑板腺导管开口其实就是"油脂加工厂"睑板腺的出口，睑板腺脂类分泌物会从这里流出。

一旦因为某些原因导致管道堵塞，分泌物就无法顺畅地流出，进而在管道内越积越多，最终变成"脓包"，医生们将这种情况称为"霰粒肿"（医学上称睑板腺囊肿）。眼睑起的脓包，也就是"霰粒肿"，会导致眼睛"红""肿"，还会导致"热""痛"等炎性反应，让人产生不适感，严重的甚至还会留下瘢痕！

那"雨刮器"是什么呢？

睑缘靠近眼球的那侧呈直角状，紧贴眼球，故而好像汽车的"雨刮器"一样，随着眼睛一眨一眨的瞬目动作，将"油脂加工厂"睑板腺生产的脂类物质、泪液等均匀涂布于眼球表面。

尽管工作原理一致，但和将喷溅在车窗玻璃上的积水刮干净的"雨刮器"作用不同的是，靠近眼球的睑缘可帮助形成泪膜，从而润滑眼表，防止泪液蒸发得太快，进而保持角膜、结膜的湿润。

窗帘间会有缝隙，那眼皮（眼睑）也有"缝隙"吗？

是的，窗帘在关闭状态的时候，两个窗帘之间会有一个缝隙，在我们的上、下眼皮之间也存在着这样一条裂隙，被称为睑裂。

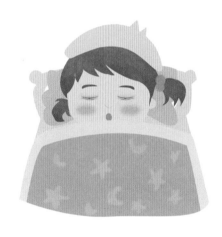

睑裂的大小，无明显性别差异，随年龄的增长有所变化。儿童的睑裂稍小，随年龄增长，眼裂也逐渐增大。如果睑裂过小，则可能患有"小睑裂综合征"，需要医生帮忙诊断。

这就是要和小朋友们分享的关于"窗帘"的所有故事。

现在，小朋友们赶紧拉一下窗帘（合上眼睑），让你的眼睛休息一下，过一会儿我们再讲下一个故事哦。

04

小睫毛，大作用

《列子·仲尼》中有云，"远在八荒之外，近在眉睫之内"，形容事情十分紧急，已到眼前。苏轼在《满江红·正月十三日送文安国还朝》中有"欲向佳人诉离恨，泪珠先已凝双睫"的名句。

这里的睫，指的就是睫毛。

由此我们不难看出，距离眼睛很近的，是眉毛，比眉毛更近的，是睫毛。

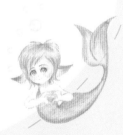

爱美之心人皆有之。弯曲翘起、长而浓密，谁不想拥有这样的睫毛呢？

不过，如果以为睫毛只有纯粹的装饰作用，那可就太小看它啦！

睫毛是生长在睑缘（见"眼睑，世界上最美的'窗帘'"章节详述）根部排列整齐的毛发，位于上、下睑缘，与睑缘平行，大致排列 2 ~ 3 行，上睑有 100 ~ 150 根睫毛，下睑有 50 ~ 70 根睫毛。长长的睫毛除了能让我们显得更漂亮，还有一系列的重要功能，比如可以阻挡外来异物进入眼睛，遮挡强光，屏蔽灰尘，对眼球能起到很好的保护作用。

既然睫毛这么有用，还能让人变漂亮，那大家都齐刷刷地长着很长的睫毛，不好吗？

非常遗憾，纯粹天然的睫毛可是有长有短、有疏有密的，而这，首先与遗传因素有关。

是的，如果父母中有一方是长睫毛，那么孩子的睫毛就可能比较长。同时，新生宝宝的睫毛通常会比较短而纤细，这是因为小家伙各方面均尚未发育完全。睫毛会随着年龄的增长逐渐发育到正常长度：上眼睑睫毛长度为 8 ~ 12 毫米，下睑睫毛长度为 6 ~ 8 毫米。

既然大家都喜欢长睫毛，那有没有药物可以促使睫毛增长呢？

据悉，有一类治疗开角型青光眼的药物——前列腺素 F2α 衍生物，可以称为"睫毛增长液"。它可能参与了毛发的生长过程。研究表明，每日使用此类药物可使得睫毛的生长期明显延长，从而使睫毛变长，但它也只是对已经长出来的睫毛具有促进增长的作用。不过，这个可不是给小朋友们准备的哦！

大家都知道，人是有寿命的，长寿者可以活到百岁以上。

那么睫毛有寿命吗？答案自然是肯定的。

那睫毛的寿命是多长呢？请把你猜的结果写下来（先不要偷看后面的答案哦）！

解密时刻——

是的，睫毛不仅有寿命（一般为 3~5 个月），甚至和头发一样，还有自己的生长周期。也就是说，随着时间的流逝，睫毛会慢慢生长，生长到一定程度会自然脱落，然后又会重新长出来，也就是说会经历生长期、退行期和休止期。如果拔除睫毛，一般 1 周后新的睫毛又会长出，10 周可以长到原来的长度。

现在可以拿出你的答案来核对一下，你猜对了吗？

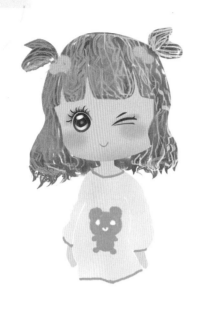

睫毛还有以下两个小特点。

其一，睫毛自身不是"直挺挺"的，而是具有一定的弧度"弯曲而上翘"的。

其二，睫毛也不是"笔直"朝前的，而是左右分别以鼻侧为中心向耳侧（即向外侧）生长：左眼的睫毛微向左侧、右眼的睫毛微向右侧，这两个特点让我们的睫毛既美观又实用。

可别小看了这些精巧的"设计"，如果睫毛方向的生长出现了问题，比如，弧度奇特、方向杂乱、位置异常、排列混乱，就可能会引起倒睫、乱睫、双行睫等麻烦，甚至会引起流泪、畏光及黑眼球受损。

年龄较小的宝宝的睫毛细短且柔软，因而很少发生损伤眼球的问题，但等到确实有明显的问题后，情况就比较严重了。因此，如果爸爸妈妈能学会帮助孩子们检视其睫毛是否处于健康的状态，那就太棒了。

05

结膜，透明的保护膜

覆盖在上、下眼睑后面和眼球前面的一层黏膜被称为结膜。

如果把眼睛比作一台精密的相机，那么结膜就如同相机的保护膜。它是覆盖在眼皮的后面和眼球前面的一张透明薄膜，一如忠诚的卫士保护着脆弱的眼球。

薄薄的一张膜真的能保护眼睛吗？

嗯……可别小看这张薄膜，它的用处可大着呢！

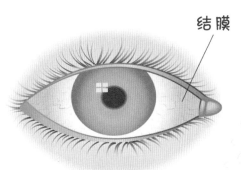

结膜

要想了解结膜的作用，首先要知道它的组成。

结膜，在医学上被分为三个部分（你也可以叫它们"结膜三姐妹"）。

第一部分，叫"睑结膜"（顽强的大姐）。它覆盖于眼皮内侧，与眼皮紧密连接，不能推动。

第二部分，叫"球结膜"（纤薄的二姐）。它覆盖在白眼球上，与下方的白眼球疏松连接，可以被推动。球结膜是最薄的，当白眼球生病的时候，例如巩膜（详见"巩膜——眼球的'精密陶瓷'"章节）黄染、结膜下出血，透过这层透明的膜就能被发现。

第三部分，叫"穹窿结膜"（灵巧的三妹）。它介于睑结膜、球结膜之间，呈环形。它的结构也相对疏松，有很多皱褶，这样才能保证眼球有足够的空间上下左右来回转动。但也正因为其空间较大，褶皱较多，进入眼睛的异物便容易躲藏在这里，不易被发现，成为"漏网之鱼"。

結膜的这三个部分（可爱的三姐妹）环抱在一起，便形成了一个宝贵的间隙，即结膜囊。那些因忧伤或欣喜产生的眼泪就储存在这里。当然，眼科医生更喜欢这里，因为给小朋友们上药时正好可以将眼药水准确滴到此处。

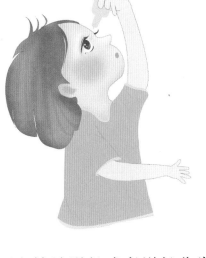

等一等，有的小朋友说，他的眼睛看东西时好像有黑色的小点点。

别担心，这个黑色的小点点很可能是结膜上长的色素痣。它和我们身体皮肤上长的痣一样，是一种先天性良性肿物。

正常情况下，色素痣体积非常小，表面光滑，外观呈棕黑色、蓝黑色等，不会持续增长或者增长非常缓慢，因此不必过分担心。但是如果它突然变大了，并且长得特别快，那一定要及时告诉爸爸妈妈，然后去医院让医生帮助甄别和处理。

结膜虽然非常薄，但依然有两层结构，即"上皮层"和"固有层"。

在"上皮层"中，有一种神奇的细胞，叫"杯状细胞"，主要分布在睑结膜和穹窿结膜。我们都知道杯子可以盛放

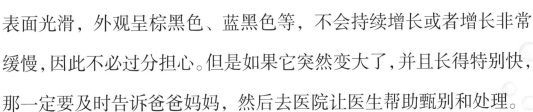

液体，而"杯状细胞"却可以分泌黏液，以润滑我们眼睛的角膜和结膜。而一旦因受到外伤、长时间看电脑、玩手机或某些疾病导致"杯状细胞"减少、功能下降，你的眼睛就会感到难受，干涩不适。

"固有层"比较复杂，我们慢慢来介绍。首先，"固有层"有一组重要的宝贝，包括"Krause 腺""Wolfring 腺""Ciaccio 腺"（学过自然拼读的小朋友试着拼一下哦），这些可以统称为副泪腺。之所以说是一组，那是因为这些腺体有数十对之多。这组宝贝能分泌浆液，是眼泪形成的得力小助手（具体见"眼泪的奥秘"章节）。其次，"固有层"有很多淋巴管和血管。当眼睛受感染的时候，位于"固有层"中的淋巴细胞容易形成外观透明、半透明隆起的小泡，医学上称之为结膜滤泡。

想必很多小朋友们都遭遇过"兔兔眼"。

就是原本明亮的眼睛突然变红了，有的是靠近外眼角的部位变红了，有的则是接近黑眼球的地方变红了。

这又是怎么回事呢？

结膜本身也需要营养。为结膜提供营养的是两根血管，一根来自眼睑动脉弓，另一根来自睫状前动脉。

眼睑动脉弓主要分布在之前提到过的"睑结膜"（顽强的大姐）和"穹窿结膜"（灵巧的三妹），以及距离黑眼球边4毫米以外的"球结膜"（纤薄的二姐）上，一旦被病毒、细菌感染，靠近外眼角的部位就会变红，医学上称之为结膜充血。

睫状前动脉则在黑眼球边 3 ~ 5 毫米处分出细小的分支，就像河道分出的支流，形成血管网分布于"球结膜"（纤薄的二姐）上，当它充血时呈深红色，医学上称之为睫状充血。

有经验的医生可以通过眼球红的部位的不同，来鉴别诊断不同类型的疾病。

好了，这就是结膜的故事。今天我们知道了眼睛中除了明亮的角膜"黑眼球"很重要，它的"保护膜"结膜同样非常重要，都需要我们倍加珍惜哦。

06

隐匿的角落，结膜囊

当你仔细观察一双眼睛时，你会发现最吸引人的就是闪闪发光的眼球，其中呈现出的有黑色、棕色、蓝色、琥珀色、褐色、绿色、灰色、紫色等，而最容易被人忽视的，则是眼球周边的潜在腔隙——结膜囊。

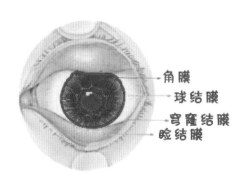

角膜
球结膜
穹窿结膜
睑结膜

在"结膜，透明的保护膜"一章中，我们结识过"结膜三姐妹"——顽强的大姐"睑结膜"、纤薄的二姐"球结膜"和灵巧的三妹"穹窿结膜"。三姐妹手牵手形成了一个宝贵的，同样也是隐匿的间隙，就是我们现在要给大家介绍的结膜囊。

翻开上下眼皮看到的内面结构组织是结膜，就是顽强的大姐"睑结膜"。它是一层薄而透明的组织，如同鸡蛋外面的一层白色的透明薄膜。

黑眼球的旁边是白色的眼球部分，可以被称为"眼白"，就是瓷白色的巩膜，巩膜的表面覆盖着薄而透明的结膜组织，这便是"眼白"上的纤薄二姐"球结膜"。

在白眼球（眼白）的最上方和最下方（更容易被观察到），有一堆皱褶状的组织，这些组织被称为"穹窿结膜"，也就是灵巧的三妹，这是球结膜和睑结膜逐渐转化的部位。三妹之所以灵巧，也得益于皱褶。就像一把雨伞，伞面撑开是光滑的，收拢就会出现很多褶皱。正是有了这些皱褶，才使得眼球能够灵活地转动和变换位置。一旦这些皱褶受到损伤，眼球运动也会随之受到影响。

而结膜囊，就是覆盖在上、下眼睑内和眼球前面的一层黏膜，由睑结膜、球结膜和穹窿结膜形成的潜在性囊状腔隙，囊开口于睑裂，眼睑闭合即囊口的闭合。

就是这个结膜囊，位于隐匿的角落，形成的腔隙里可以存留泪液，用于滋润我们的眼睛，但同时也使得进入眼睛的异物容易藏于此，不容易被发现和清理。

那么，究竟什么是结膜囊呢？

想象一下，如果把上、下眼皮轻轻张开，以黑眼球为底、睑裂为口，在白眼球与眼皮之间由上、下眼皮撑起形成的一个潜在囊袋，就是结膜囊。

关于结膜囊，有一个好消息，有一个坏消息，还有一个神奇的消息，你想先听哪个呢？

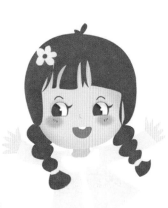

好消息——结膜囊是个宝袋，可以存储泪液。

在下眼睑结膜囊处存储的泪液好似一条小河，称为"泪河"。靠近鼻侧有一个小小的凹陷，形成·个像湖泊状的结构，可以存储更多的泪液，于是被称为"泪湖"。再进一步，泪液便被排入泪道系统。

这样一系列的结构使得眼睛可以保持湿润，并进一步起到保护眼球的作用。无论哪种原因，如果造成泪液分泌不足，眼睛就会随之感到干涩，甚至有灼烧痛、异物感，严重者可能需要外用人工眼液加以缓解、治疗。

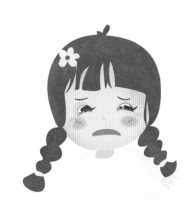

坏消息——结膜囊是个垃圾袋，是异物、细菌的"藏身地"。

袋子能装有用的物品，就能装没用的东西。结膜囊就是这样一个囊袋，因为它的存在，外来的异物，诸如沙子、虫子之类，一旦进入眼睛就容易停留于此，不易排出。同时，像细菌、真菌及病毒等病原微生物也喜欢积存在此处，尤其是穹窿结膜处，进而引发眼睛的炎症反应。

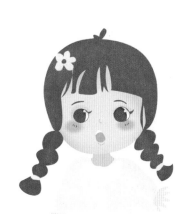

神奇的消息——结膜囊，对医生而言是个好帮手，正好可以给小朋友点眼药。

既然结膜囊是个存储空间，那将眼药点在这里，那就正好了。尽管结膜囊是用药的好地方，但它的空间毕竟有限。

正常的结膜囊最多可容纳30微升液体，其中残留的泪液本身就占了大约9微升的空间，因此结膜囊内眼药水的量最多20微升（1/50毫升）。

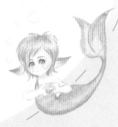

平时所滴的眼药水一般是 1 滴约 39 微升，超过了正常结膜囊能够接收的最大量，于是滴眼药水后才会有大约一半的药水从结膜囊溢出。

下面是滴眼药的正确方法，小朋友们要熟记哦！

滴眼药的正确方法

 1 滴前请清洗双手，避免细菌污染到眼药水

 2 轻轻下拉眼皮

 3 眼药水最好滴进眼皮和白眼球之间的沟内，不好把握时滴在白眼球上也可以，但最好不要滴在黑眼球上

 4 一次滴1滴就好，眼内的结膜囊很小，也就容纳1滴，滴多了也基本上被挤出去

 5 滴完用手轻轻拉扯上下眼皮，然后闭眼休息几分钟

 6 如果需要混用其他种类的眼药水，可滴完5~10分钟后再使用另一种眼药

07

眼泪的奥秘

小朋友，当你意外得到梦寐以求的礼物时，当你思念离别很久的玩伴时，当你因为淘气捣蛋被妈妈狠狠批评时，当你考试成绩没达到预期而心生懊恼时，两行带着温度的眼泪，可能就会在不知不觉间滑落……

"感时花溅泪，恨别鸟惊心""相顾无言，惟有泪千行"……这些都是诗歌中带有眼泪的描述，无不寄托着美好而复杂的情感。是的，眼泪确实与我们每个人的情绪息息相关，不过更令人意外的是，它对保持我们眼睛的健康竟然也起着极为重要的作用。

谁能告诉我，眼泪是怎么产生的？它对眼睛到底有什么样的作用？除了脸庞，眼泪还会流向哪里？如果你也有兴趣，现在就让我们开启一场探索"眼泪的奥秘"之旅吧！

有几个关于眼泪的小秘密——

产生眼泪的是"泪腺"。

正常情况下,泪腺在白天分泌 0.5 ~ 0.6 毫升的泪液(大概也就一颗绿豆大小),用于湿润眼球的结膜、角膜。

睡觉的时候,泪腺会停止工作。

眼泪可不是简单的心情晴雨表,具有冲洗、稀释、润滑、营养、杀菌等作用。

平常你对那些"眼泪"的认识真的只是冰山一角。因为除了"泪流满面",还有一部分眼泪会悄无声息地被蒸发掉,而另一部分眼泪则会途经"排水系统",即泪道,默默地流入我们的鼻腔、口腔。

先来说说眼泪的产生。

眼泪并不是自己凭空变出来的,它和其他所有"东西"一样,都需要被生产和加工。而生产、加工眼泪的"机器"就是泪腺。泪

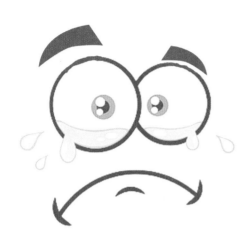

腺位于眼眶外上方的泪腺窝内，分为两部分——上面（眶部）如同一枚杏仁，较大，约20毫米×12毫米；下面（睑部）较小，正常时触摸不到。

那么泪腺又是怎么生产、加工眼泪的呢？

人的泪腺受"司令部"——大脑的控制。无论是伤心难过、兴奋喜悦，还是眼睛里飞入了异物（如粉尘），"司令部"都会向泪腺发送指令。于是，泪腺的腺体细胞随即开始分泌、产生泪液，其后泪液被排至上穹窿结膜（详见"结膜，透明的保护膜"章节），并流入眼睛，形成眼泪。与此同时，位于穹窿结膜（灵巧的三妹）的"Krause腺""Wolfring腺""Ciaccio腺"（即副泪腺）也同样参与眼泪的生产过程。

更为神奇的是，尽管人类的泪腺从胎儿时期便已经开始生长，但一直要等到出生后的3～4个月才会发育完全。于是我们可以看到一个有意思的现象：小宝宝不管怎么哇哇大哭，都是"光打雷不下雨"的模样。

接下来，再看看眼泪都有哪些独特之处。

首先，眼泪有冲洗和稀释的效果。比如，一旦灰尘侵袭眼睛，泪腺便会分泌大量眼泪，以保护角膜和结膜不受损伤。就像汽车前面的挡风玻璃，有脏东西飞溅过来后，汽车马上开启洗涤器，配合雨刮器，就能快速起到清洁作用。

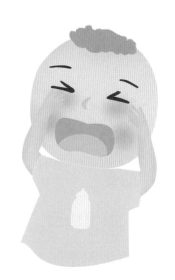

其次，眼泪具有润滑及营养眼睛的作用。我们的眼泪储存在结膜囊内。通过周期性不自主的眨眼动作，在角膜、结膜的表面形成一层非常薄的泪膜。位于黑眼球部位的泪膜叫角膜前泪膜，别看其厚度只有 7 ~ 10 微米，却可以自内向外分为三层：黏蛋白层（0.02 ~ 0.05 微米，较薄）、水样层（6.5 ~ 7.5 微米，主体）和脂质层（0.2 ~ 0.9 微米，能减少泪液蒸发）。泪膜使角膜变得更为光滑，这样可减少散光，提高角膜的光学性能，让眼睛看东西更清晰。

此外，眼泪还拥有一定的杀菌能力。泪液的 pH 值在 6.5 ~ 7.6 之间，含有乳铁蛋白和免疫球蛋白，以及多种特殊的杀菌物质——如溶菌酶，能破坏细菌的细胞壁，抑制细菌生长，甚至使细菌溶解死亡。

最后，我们再来探究一下眼泪的"排水系统"。

眼泪的"排水系统"被称为泪道，顾名思义，就是"眼泪流动的道路"。泪道与房屋外檐的排水结构相似。天上下雨了（泪腺在分泌眼泪），水在屋顶慢慢汇积（上泪点、下泪点收集至泪囊），排水管（鼻泪管）将雨水（泪水）接引到地面（鼻腔）……正因如此，眼科医生给小朋友点眼药时，会用手指按住鼻根部，这样做的目的就是防止眼药水过快经鼻泪管流入鼻腔。

"排水系统"出现故障，即泪道狭窄、阻塞，就会造成泪液引流不畅，多余的泪液便会经睑缘溢出，医学上称之为溢泪（后面的章节会有详述）。

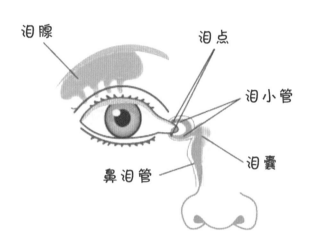

没想到吧，看似晶莹剔透、简简单单的眼泪，竟然也有这么多的学问呢。

08

角膜是什么？——透明玻璃贴的世界

《孟子·离娄上》中有这样一句话："存乎人者，莫良于眸子。"大抵上是说，"观察一个人，再没有比观察他的眼睛更好的了"，而这大概就是"眼睛是心灵的窗户"这句流传甚广的俗语最初的出处了。

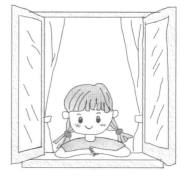

所以今天我们就借着"窗户"说说眼睛的结构。

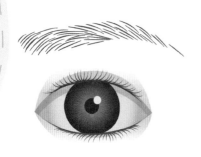

我们都知道，眼睛，是我们认识和观察这个世界最重要的"工具"。但是你知道吗，如果把眼睛比作窗户，那么角膜就是这窗户上透明的玻璃贴，而我们看到的"黑眼球"的部位就是角膜。

咦？既然说角膜是透明的玻璃贴，那为什么又说"黑眼球"的部位是角膜，而且我们看到的全世界不同肤色的小朋友眼睛颜色也不一样呀？

这个问题问得很好。

首先，决定眼睛颜色的，不是角膜，是虹膜哦（我们会在后面的章节专门介绍）。

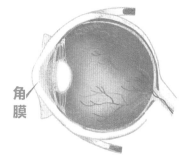

角膜

其次，在这里提前剧透一下，亚洲人（包括我们）的虹膜颜色是棕黑色，所以透过无色透明的角膜看到的就是黑色的，而欧美白种人的虹膜是蓝色的，所以看到的眼球也是蓝色的。

最后，专业定义：位于眼球壁前端 1/6 无血管的透明纤维膜称为角膜。

　　现在我们知道了，角膜是无色透明的、没有血管，而且是很薄很软的纤维膜。

　　不过它究竟薄到什么程度呢？答案可能会超乎你的想象。

　　人的角膜中央仅仅有520微米左右，大约相当于五六张A4打印纸摞在一起的厚度。而且它的薄厚并不一致，周边会比中央稍微厚一点儿，就像小朋友常玩的飞盘一样。

　　那它又有多柔软呢？就像小朋友曾经品尝过的果冻一样软。这是因为角膜的含水量非常高，大约75%都是水分。当然，角膜本身还含有其他的蛋白质（如胶原蛋白），这些蛋白质起支撑作用。

　　从正面看，黑眼球就像圆形的，但因此你觉得角膜是圆形的，那就大错特错啦！角膜的水平和垂直直径并不相同，水平直径比垂直直径稍大，所以它是椭圆形的。随着年龄的增长，角膜也会慢慢长大，不过变化非常微小，小到你可能觉察不出来呢。比如，刚出生的宝宝，其角膜横径大约 10 毫米，3 岁时达到 12 毫米，这就已经和成年人的大小差不多了。

在孩子成长的过程中，角膜不仅大小有变化，形状也在变化着。刚出生时，角膜又扁又平，就像透明的玻璃贴片。随着宝宝的眼球逐渐增大，角膜逐渐不再那么扁平，而是更贴合眼球，变得弯曲了。

这里需要注意的是，有的宝宝出生时角膜就比正常孩子的小，那就很可能是"先天性小眼球"或者"小角膜"；反之，如果比正常孩子的角膜大，则可能是"正常的角膜偏大"也有可能罹患了"先天性青光眼"。后者是一种严重的先天眼疾，因为眼球内压力（即眼内压）过高撑大了黑眼球，有时会严重影响视力。

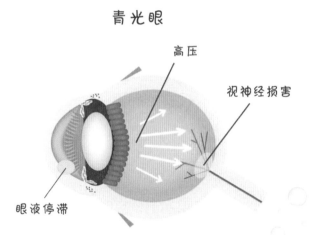

青光眼

高压

视神经损害

眼液停滞

从侧面看，细心的你可能会发现，角膜不是平的，而是弧形的。因为只有带弧度的角膜才能帮助我们把看到的各种光线聚焦在一起，成像在视网膜上，就像照相机镜头将图像投射到底片上一样，于是我们就看到了五光十色、丰富多彩的美丽世界。

但当角膜的弧度发生改变时，就可能出现"圆锥角膜""扁平角膜"等疾病，于是光线无法准确聚焦在视网膜上，从而影响视力，严重的甚至可能会导致"低视力"，影响正常生活。

别看角膜这么薄，它的构造极其精细，在组织学上竟然分为整整 5 层结构呢！它们分别是上皮层、前弹力层、基质层、后弹力层、内皮层。

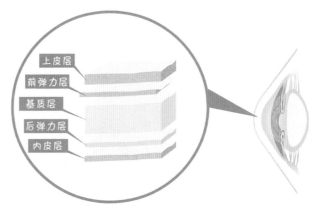

如果把角膜看作一个汉堡，那么上皮层和内皮层就是汉堡最上面和最下面的两层圆面包，前弹力层和后弹力层就是夹着中间肉饼的两片薄薄的生菜，而位居中央的基质层便是那最厚的主角肉饼啦。由此可见，角膜的每一层的组成成分并不相同，厚薄程度也各有特色。

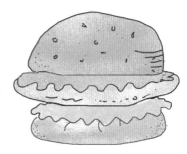

尽管到这里已经叹为观止了，然而事实上，在裂隙灯活体显微

镜下，可以看到 6 层结构，除了之前说过的那 5 层，还要加上一层，那就是泪膜。

这么精密的眼睛构造，怪不得有人说，即便是世界上最高级、最昂贵、最精密的镜头，也比不上我们的眼睛呢！

好了，关于角膜，我们就先讲到这里了，大家一定要好好爱护它哟。

09

巩膜——眼球的"精密陶瓷"

我们的眼睛，除了黑褐色的部分，更多的是瓷白色的部分。

是的，人类眼球的外观，一目了然的就是泾渭分明的黑眼球和白眼球。

眼睛黑色的部位其实是透明的角膜（详见"角膜是什么？"章节），而眼睛的白色部分，就是今天的主角——巩膜，俗称"白眼仁"。角膜和巩膜共同构成了眼球的最外层，像壁垒一样保护着眼球。

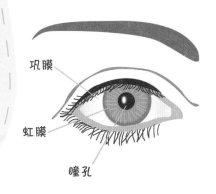

大家听说过铝合金、不锈钢吧，这些都是较为常用的材质。

还有一种比这些更坚实、更耐磨、更抗震，甚至可以被用于火箭前锥体的特殊材质，对了，就是精密陶瓷。用它来比喻巩膜可能再合适不过了。

巩膜的作用：

坚硬耐磨的银色"盔甲"。

巩膜由致密的纤维组织组成，质地较为坚硬，就像战士披挂的"盔甲"一样，坚定地保护着眼球。它将眼球和外界隔绝，避免眼睛受到外界有害物质的侵害，并保持了眼球的完整性。

稳定成像的神秘"暗箱"。

后文我们将揭秘暗箱的内壁——脉络膜，现在我们先来聊聊暗箱的外壁——巩膜。它与角膜相比是不透明的，能阻止光线直接射入眼球，这就使得眼球变成了一个"暗箱"，四周均密不透光，光线唯有通过透明的角膜进入眼内，才能促进成像。

坚固可靠的"附着点"。

眼球之所以能够灵活自如且位置原地不变地完成转动，全仰仗于位置合理、相互配合、松紧适度的多条肌肉的牵引。要想切实发挥有效作用，这些肌肉就必须固定于正确的地方，也就是巩膜上。

巩膜是六条眼球外肌肉的附着部位，通过肌肉的收缩与舒张（如绳子拉紧和放松）改变眼球的位置和运动的方向，这样眼球就可以随之滴溜溜地转动啦！

没想到吧，巩膜的作用竟然这么强大呢！

那"精密陶瓷"——巩膜是白色的吗？

答案是否定的。

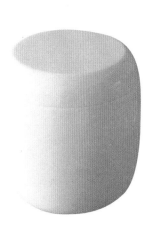

正常情况下，巩膜即便呈现出"白"色，也绝不同于纯白色，而更接近于瓷器的"白"，即瓷白色。

但事实上，不同肤色的人种，以及许许多多的小动物，他们的巩膜呈现出的色彩是相当丰富的，比如淡蓝色、黄白色、黄色、灰黑色和蓝色……是不是很奇妙呀？

"淡蓝色"巩膜

"淡蓝色"巩膜大多见于小朋友，在成年人中并不常见。这主要是因为小朋友的巩膜比成年人要薄，里面脉络膜的颜色就会透过薄薄的巩膜显露出来，于是小朋友的巩膜整体看起来呈现"淡蓝色"。随着小朋友年龄的增长，其巩膜的厚度也会逐渐增加，脉络膜的颜色慢慢地透不过来，于是"淡蓝色"也就慢慢消失了。

"黄白色"巩膜

老年人的巩膜会呈现出"黄白色"。这是由于，随着年龄的增长，黄色脂肪会缓慢沉积到人的巩膜，从而使巩膜呈现出黄白色。

"黄色"巩膜

在一些特殊情况下，人体出现某些问题，导致体内色素，如胆红素（人体中一种代谢物质）代谢失衡，色素在体内堆积，使得巩膜甚至皮肤呈现出不健康的黄色，这种情况在医学上被称为"巩膜黄染"。

"灰黑色"巩膜

当体内的黑色素异常分布在巩膜，如散片样"地图状"分布，或巩膜整体呈现出灰黑色，比如罹患太田痣等疾病时，我们不必过分担心，因为这些症状并不一定会影响我们的视力。但也不能掉以轻心，如果色素范围扩大、颜色加深，还应当及时就医、确诊。

"蓝色"巩膜

蓝巩膜－脆骨－耳聋综合征会令巩膜呈现出"蓝色"。这种疾病会使巩膜变薄，导致其下的脉络膜颜色暴露出来，于是当罹患这类全身疾病时，就将见到"蓝色"的巩膜。

原来巩膜竟然可以是色彩斑斓的，而且不同的颜色可能提示不同的健康状况！

关注了巩膜的颜色，我们再看看巩膜的厚度吧！

小朋友们可以先猜一猜：巩膜的厚度是均匀一致的吗？

肯定有的小朋友猜对了，是的，巩膜的厚度并不一致。

之前我们已经知道，眼球的后方有一个传输带（视神经），它能将眼球内的视觉信号传输到颅内（大脑），而视神经穿出眼球的部位恰好是巩膜的最厚部分，达到 1 毫米（约 1 分钱硬币的厚度）。

而从眼球后部向前，巩膜会逐渐变薄，最薄处则是眼球外肌肉的附着点处，厚度仅为 0.3 毫米（约一分钱硬币厚度的 1/3）。

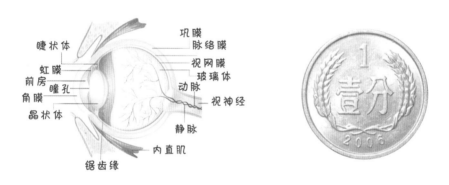

此外，巩膜的厚度除了与自身部位有关，还与我们的年龄等因素相关。比如，小朋友的巩膜就比成年人的薄，而随着年龄增长，巩膜会逐渐增厚。

好啦，这就是兼具"盔甲""暗箱""附着点"功能的"精密陶瓷"——巩膜的故事。

10 如多姿多彩"光盘"般的虹膜

有谁见过两只眼睛颜色不一样的小猫咪？

没错，波斯猫、山东狮子猫或安哥拉猫的两只眼睛颜色就会有不一样的，通常会是一只蓝眼、一只黄眼，这一般是由遗传因素导致的。而眼睛颜色之所以不一样，则源于虹膜。

眼球的外壳叫眼球壁。

眼球壁的中层，医学上称为葡萄膜。

咦，为什么叫葡萄膜呢？葡萄是一串一串的，那葡萄膜也像葡萄一样吗？

呵呵，别忘了，葡萄是什么颜色的？通常是紫色的。

之所以称之为葡萄膜，是因为它是富含色素的血管性结构，这层膜取出以后很像紫色的葡萄。

葡萄膜分三部分：虹膜（位于眼球前部）、睫状体（位于眼球中部）、脉络膜（位于眼球后部）。

今天我们要了解的，就是虹膜。

虹膜，位于眼球的前部。大多数脊椎动物的眼睛都有虹膜。不过虹膜似乎有很多奇怪的地方，比如，明明是黑眼球，但实际上我们看到的虹膜颜色却是棕黑色的；再比如，有的人两只眼睛的颜色竟然是不同的……

要想解答这些问题，我们还是得先知道虹膜到底是什么。

虹膜组织从正面看，整体外观类似于曾经风靡一时的CD、VCD、DVD那样的"光盘"，中心那个圆形孔洞，被称为"瞳孔"。

瞳孔这个圆形孔洞通过收缩和舒张来控制进入眼球光线的多少。周围环境明亮，物体光线较为强烈时，瞳孔就会收缩变小，只允许较少的光线进入眼睛；而当周遭环境幽暗，物体光线微弱时，瞳孔就会舒张变大，以便让更多的光线进入眼睛。

虹膜的结构是怎样的呢?

看上去像"光盘"一样的虹膜,貌似只是扁平、薄薄的一层,但实际上就是这纤薄的虹膜却拥有和"光盘"(无论是 CD、VCD、DVD,都能载有大量的信息内容:若干首天籁般的歌曲或若干部精彩绝伦的影视剧)一样"千层饼"式的复杂结构。

由前向后,虹膜共分为四层:

第一层,叫前表面层。这一层主要由纤维细胞和色素细胞组成,该层没有胶原纤维。呈现棕色的虹膜这层较厚,呈现蓝色的虹膜这层较薄。

第二层,为基质与瞳孔括约肌层。

第三层,是前上皮与瞳孔开大肌层。这两层的肌肉主要负责调节瞳孔变大、变小!(具体见"瞳孔——无价的相机'光圈'"章节)。

第四层,系后色素上皮层。

虹膜只有一种颜色吗?

当然不是。

尽管有深有浅,我们这些黄种人的眼睛绝大多数都是棕黑色的,但是外国小朋友(欧罗巴、尼格罗、澳大利亚人种……)的眼睛却是湛蓝色、幽绿色、浅灰色、深黑色、紫罗兰色的。

那黑色的眼睛是因为拥有黑色素而呈黑色吗,蓝色的眼睛是因拥有蓝色素而呈蓝色吗?

答案依旧是否定的。

虹膜主要由结缔组织构成,内含色素、血管、平滑肌。虹膜的颜色因含色素的多少和分布的不同而迥异,一般有黑色、蓝色、灰色和棕色等几种。决定虹膜颜色的主要是虹膜基质中所含色素的多少。

欧罗巴人种(欧美人),皮肤较白,缺乏色素,因而虹膜呈蓝色或绿色。蒙古人种(亚洲人)或尼格罗人种(非洲人),色素含量多,因而虹膜色深,呈棕褐色。

可见决定虹膜颜色的因素,是色素的多与少!

在大自然中,不仅存在着异色眼睛的猫咪,还有异色眼睛的人类。

这些"特别"的人,拥有神秘的"阴阳眼",一类是双眼颜色相同,

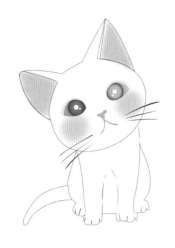

但颜色深浅不一致，还有一类是同一只眼不同部位的颜色深浅不一致。那他们眼中看到的世界和我们看到的一样吗？

在医学上，我们把这种"阴阳眼"叫作"虹膜异色"。有意思的是，尽管我们看他们双眼异色，非常有特点，但是其实他们眼中所看到的世界，与我们别无二致。

这种"阴阳眼"的成因也分为两种情况：

一种，是先天所赐。

这类"阴阳眼"主要是由虹膜色素分布异常所致，这可能与遗传有关。当父母拥有不同颜色的虹膜时，他们孩子的眼睛颜色就可能或者跟母亲一样，或者跟父亲一样，又或者从父母双方眼睛的颜色中各取一色，于是便形成了"阴阳眼"。

另一种，是先天或后天由于某些疾病引起的。

比如，由于基因突变导致的疾病如瓦伦贝格综合征，就可导致"阴阳眼"，即双眼或单眼虹膜的色素脱失，虹膜看起来颜色变浅了。再比如，青光眼睫状体炎危象、外伤、炎症等也可能造成两眼颜色不一致。

怎么样，虹膜这个"光盘"还是挺有意思的吧！

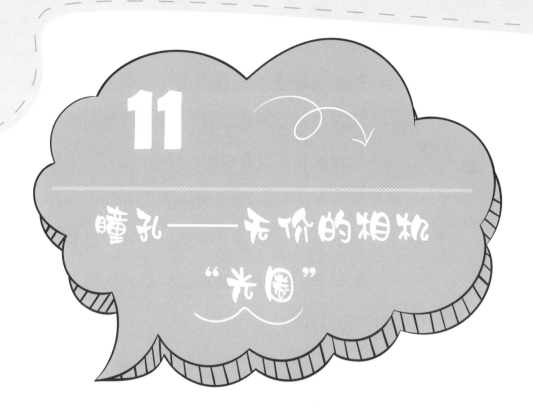

11

瞳孔——无价的相机"光圈"

有一种特殊的金绿宝石叫猫眼石。

而"猫眼儿",不是一种宝石,而是一种光学效应。

凡是弧面切割的宝石,其内部细密的针状包裹体垂直于弧面长轴,在光照射下,对光的折射隐约闪动,如"猫咪"眼睛一样灵动,就被称为"猫眼效应"。

既然提到了小猫咪,就拿出纸和笔,快速给你心目中的小猫咪画幅像吧——

注意,不要作弊往下看哦,看看你能画出猫咪外形的哪个特点来。

毛茸茸柔软的身体?

尖尖耸立还能转动的耳朵?

像剥开的山竹般萌萌的爪子？

想干啥干啥，各行其是的尾巴？

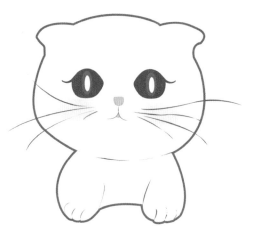

以及……竖立着的、闪耀着迷人光泽的瞳孔！

有谁全都画对了吗？举个手，请爸爸妈妈给个奖励吧！

因为全都答对了真的很难，尤其是最后一个——猫咪的瞳孔，竟然是竖着的。

那为什么小猫咪的瞳孔是竖着的，和我们人类的瞳孔长得不一样呢？

在解释这个问题之前，我们先来了解一下关于瞳孔的知识吧！

我们已经知道虹膜是人眼"照相机"的镜头。在虹膜（镜头）的中心，有一个非常重要的圆形孔洞，叫作瞳孔（光圈）。

在照相机的构造中，光圈是一个用来控制光线透过镜头，进入机身内感光面光量的装置，通常是在镜头之内的。同理，瞳孔的作用就和照相机的"光圈"一样，可以调整进入眼内光线的多少。在明亮的环境中，我们的瞳孔就会缩小，从而减少进入眼内的光线；反之，进入黑暗的环境里，我

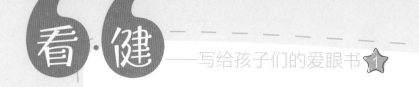

们的瞳孔会尽力扩大，以增加进入眼内的光线。

那是谁帮助我们调整瞳孔大小的呢？

在"如多姿多彩'光盘'般的虹膜"那一章节中，我们认识了虹膜组织的"两兄弟"，这是两条"神奇"的"肌肉"——"哥哥"瞳孔括约肌和"弟弟"瞳孔开大肌。

"哥哥"瞳孔括约肌位于虹膜内，围绕着瞳孔呈圆环形排列，由副交感神经支配。瞳孔括约肌主要负责瞳孔的缩小。所以"哥哥"收缩时，我们的瞳孔就缩小，舒张时瞳孔放大。

"弟弟"瞳孔开大肌也位于虹膜内，呈放射状排列，由交感神经支配。瞳孔开大肌主要负责瞳孔的放大。也就是说，"弟弟"收缩时，我们的瞳孔就放大；舒张时，瞳孔缩小。

兄弟俩受交感神经和副交感神经支配，在正常情况下，彼此协调，共同协作，使得瞳孔因环境、心情的不同而放大或缩小。

不过，在疾病状态、药物影响下，两种肌肉的协调会失衡，于是瞳孔也会随之出现异常的放大或缩小等状况。

告诉你一个秘密——瞳孔的大小除了与光线强弱有关外，还与其他一些情况有关哦！

正常成年人的瞳孔，直径为 2.5 ~ 4 毫米。瞳孔的大小与年龄、屈光状态、视物状态及情绪变化有关。

首先是年龄。

新生宝宝的瞳孔是很小的，而且肌肉"弟弟"瞳孔开大肌发育不全，直到 3 周左右，瞳孔才开始变大。青春期时，人类的瞳孔达到最大，之后随年龄增长又会慢慢缩小。老年人的瞳孔较小。

接着是屈光状态。

远视眼者瞳孔较小，近视眼者瞳孔较大，老视者（即老花眼）瞳孔较小，睡眠时瞳孔也会缩小。

然后是视物状态。

细心的小朋友们可以观察一下爸爸妈妈的眼睛：当他们看近处物体时，瞳孔会缩小；看远处物体时，瞳孔则变得较大。

最后还有情绪变化。

由于负责瞳孔变化的肌肉受神经支配，因此当情绪发生变化时，比如看到喜欢的人，或高兴、兴奋，以及焦虑、恐慌时，我们的瞳孔会有不同程度的放大。而当看到不喜

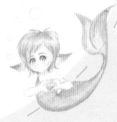

欢的人，或感到低落、烦躁、生气或郁闷时，我们的瞳孔就会不同程度地缩小。

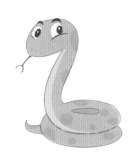

谁能告诉我，小动物们的瞳孔是什么样的呀？

猫咪的瞳孔是"竖瞳"。和猫咪一样，蛇的瞳孔也是"竖瞳"。

"竖瞳"呈现一条竖直裂缝状，有利于这些成功的猎手准确地判断与猎物的距离。因此拥有"竖瞳"的动物大多是伏击掠食者，它们通常潜伏在猎物周围，等时机成熟后一下子精准地扑向猎物。

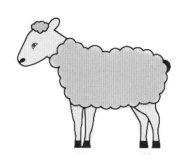

羊、马等食草动物的瞳孔为"横瞳"。

"横瞳"，顾名思义，瞳孔呈现为水平方向的长方形。"横瞳"可以为这些食草动物提供宽广的视野（就像全景照片一样）。加之这些动物的眼睛大多长在头部两侧，这就进一步扩大了它们的视野范围，也就是说，即使是有敌人从后面偷袭，它们也能看在眼里并做出快速反应，以便在被追赶时可以顺利逃生。

此外，还有瞳孔形状更"奇怪"的异形瞳孔小动物呢，比如：

"水平缝状"瞳孔可见于大多数青蛙，以便增强它们对光线的感知；

"W"形瞳孔无法识别颜色，却能够让乌贼看到光的偏振，有利于它在水中生活；

"新月形"瞳孔，存在于某些鱼类之中，这样可以减少水对光线的影响，增强视力并提高对比度。

为什么我们人类的瞳孔是圆形的，而小猫等动物们的瞳孔形状与人类的不一样呢？

这就是优胜劣汰、自然选择的结果，不同动物的瞳孔总是能最有效地令它们能够更好地生存在特定的自然环境之中。

最后，再给小朋友们讲一个有关"红眼"的小知识。

大家有没有发现，有时候晚上拍的照片，上面人的眼睛竟是"红色"的！

这又是什么原因呢？

这就和瞳孔这个"光圈"有关。当夜间拍摄照片时，闪光灯瞬间闪烁补光，但是有时候瞳孔可能没有来得及及时缩小，于是相机快门便捕捉到了我们眼球内部红色的视网膜，于是照片上就出现了"红眼"。

为了避免这种现象，相机设计者想出了二次闪光的办法，即拍照时闪光灯会闪两次，第一次是在拍照前的一瞬间先预先闪光一次，让瞳孔及时缩小，然后再正式闪光拍照，这样，"红眼"现象就不会出现了。

别小看了瞳孔，对于健康的眼睛、敏锐的视力来说，它可是无价之宝啊。

12

晶状体——完美的"镜头"

晶状体是什么？

我们一直在说，眼睛就是一台非常精巧的高级照相机，可以让我们捕捉生活的美好、景致的优美，那么，现在你终于知道这台相机完美的镜头是什么了——就是"晶状体"！

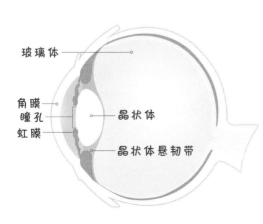

事实上，晶状体是一种如"无色水晶"般晶莹剔透、如硅胶一样富有弹性的组织。它位于虹膜后表面与玻璃体前表面之间，前后凸起（但两面的弯曲程度不同，前表面较后表面更加平坦，

宛如一张拉开的弓），从整体上看，相当于双凸面透镜（中间厚两边薄的镜片）。

晶状体位于眼球内部，其周围由晶状体悬韧带与睫状体相连。

如果将晶状体视为一枚水晶吊坠，那么它由晶状体囊（包裹吊坠的底托）、晶体上皮和纤维（水晶晶体）、悬韧带（固定吊坠的链子）组成。

晶状体是一个双凸面透明组织，被悬韧带固定悬挂在虹膜之后玻璃体之前。晶状体是眼球屈光系统的重要组成部分，也是唯一具有调节能力的屈光间质。

晶状体前面的曲率半径为 10 毫米，后面约 6 毫米，晶状体前后径为 4~5 毫米，直径为 9 毫米，但其调节能力会随着年龄的增长而逐渐降低，形成老视现象。

此外，还要告诉小朋友一个秘密，那就是，晶状体是在不断"生长"的哦（这点竟然和水晶也一样呢）。

晶状体纤维的每一条纤维即为一个细胞，细胞不断地生成。新生的细胞将旧的细胞不断地向中心挤压，形成晶状体核（像不像个小水晶洞），越挤越硬，这就是随着年龄增长晶状体越来越硬的原因。

那么，小朋友知道被称赞为"完美镜头"的晶状体有哪些作用吗？

首先，是屈光折射。

前面我们讲过，光线经过角膜屈光折射入眼，再通过一系列眼内组织到达视网膜。晶状体就是光线折射通路上的重要一员，它与凸透镜形状相近，所以其光学作用也是一样的。

眼睛在放松状态下，晶状体相当于 20D 的凸透镜。它将光线折射到视网膜上从而形成图像，这些图像再通过视神经传入大脑进行分析，最终形成我们的视觉。

然后，是调节作用。

这是晶状体最为重要的作用，也是它能够被称为镜头的关键。

照相机要根据被拍摄物体的实际情况，将"焦距"调节到最佳状态，也就是"调焦"，才能达到无论距离远近均能清楚捕捉并拍摄物体的效果。

我们的眼睛在看不同远近、大小的物体时，也需要精细"调焦"，而这一切，都需要晶状体通过"变形"达到"调焦"的目的来完成成像。

咦，那晶状体是怎么"变形"的呢？

我们再来看一看晶状体的结构。

之前我们已经知道，晶状体不仅像"无色水晶"般晶莹剔透，也如同硅胶一样富有弹性。

在晶状体周边的那些悬韧带可以被视为固定水晶吊坠的"链子"，也可以被视为锁定硅胶两边的牵引"绳索"。悬韧带其实是一些纤维小带，与睫状体（是眼球壁中间层的中部组织）相连。纤维小带的紧张与松弛受到睫状肌的调节，即通过"绳索"的牵拉就可以改变晶状体的形状。

看近处时，睫状肌会收缩，悬韧带变松弛，晶状体的水平牵拉减弱，晶状体变得更加凸出（就像拉满了弦的弓），屈光力增大。

看远处时，睫状肌会放松，悬韧带则拉紧，晶状体水平牵拉增强，晶状体变得扁平（一如放松了弦的弓），于是屈光力也随之减小。

睫状肌的调节使得我们的眼睛无论是看近还是看远，都能够在视网膜上形成清晰的图像。

但随着年龄的增加，晶状体的弹性会下降，睫状体的睫状肌肌力也会减弱。因此老年人眼睛的调节力会变差，并发生老视，也就是平时我们所说的"老花眼"，此时看近的东西就需要佩戴"花镜"了。

最后，是吸收紫外线。

阳光是由多种不同波长的光线构成的。当光线传入眼内时，由于晶状体对于不同波长的光线的通过率不同，尤其是对紫外线的通过率较低，于是它便阻挡了部分紫外线进入眼内，从而降低了紫外线对视网膜的光损伤。

正常情况下，我们的晶状体是无色透明的。但随着年龄的增长，晶状体核逐渐会变硬，颜色也会缓慢加深，重量亦随之增加，最终就很可能形成大家所熟知的"白内障"，需要手术治疗。

而且，不只是老年人可能罹患"白内障"，有些小朋友也会患"先天性白内障"这种疾病。有这种疾病的孩子的瞳孔区可以见到一团白色。如果父母发现小朋友存在可疑的"白眼"，请一定要及时带孩子来医院的眼科就医啊！

13

玻璃体——眼球内巨大的"透明支撑球"

玻璃体，应该就是像透明玻璃球一样的东西！

确实差不多，但比喻还不够准确，也不完整。事实上，玻璃体更接近一个厚壁、透明，里面装满了果冻般物质的支撑"球"，而不是想象中坚不可摧的透明玻璃球。

玻璃体，无色透明，为半固体，呈胶状，具有屈光作用，其主要成分是水，位于晶状体（详见"晶状体——完美的'镜头'"章节）的后面。也就是说，晶状体的后表面与玻璃体的前表面相邻。

玻璃体

晶状体

而玻璃体的后面会则与视网膜相邻，起到支撑与保护的作用，并使得"视网膜"（照相机的感光底片）与脉络膜（黑暗箱子的多彩世界）紧密贴合。

在眼球中，玻璃体是当之无愧的"老大"（就体积而言），约占眼球体积的 4/5。

玻璃体有三大特点：不含血管、没有神经、不可再生！

这就意味着，玻璃体一旦受到损伤或者变形，便根本无法恢复，同样，也正是因为不含血管和神经，玻璃体才拥有独一无二的透明性。

那透明的玻璃体到底是由什么组成的呢？

不出所料，玻璃体之所以透明，是因为它是由超过98%的水、不足2%的胶原和透明质酸组成的。

正因为玻璃体内的主要成分为水，所以它才能保持透明，不过可千万别小看了那些微不足道的胶原纤维和透明质酸，这些物质也有着极其重要的作用。

胶原纤维在玻璃体内排列成网状结构，上面附着透明质酸黏多糖，透明质酸黏多糖又能够结合大量水分子，使得玻璃体成凝胶状。可想而知，如果没有它们的"联络"和"黏合"等作用，玻璃体就成了一滩无法保存的水……

说了这么多，我们眼睛里存在这么大的一个"透明球"究竟有什么用呢？换句话说，玻璃体有哪些功能呀？

作用一，保持屈光间质的透明性。

光线射入人眼，从前到后分别会经过角膜、房水、瞳孔、晶状体、玻璃体，最终到达视网膜。在这条光线通路上，如果某些组织变得混浊、不再透明，就会影响最终成像。

可见，只有保持玻璃体的完整性、透明性，才不会对屈光间质产生不良影响，我们才能最终看到五彩斑斓、真实可信的世界。

作用二，可靠的支撑保护。

玻璃体对视网膜具有支撑作用。如果因为疾病或外伤，不得不把玻璃体切除，那么缺少了依靠的视网膜将会变得异常脆弱，非常容易脱落，此时就只能靠填充气体或硅油来保持正常功能状态了。

此外，凝胶状的玻璃体还具有缓冲外力以及抗震动的作用。当外力撞击眼球的时候，柔软的玻璃体能起到缓冲外力的作用，从而减少外力对眼组织的伤害。

作用三，应急性营养储备功能。

玻璃体内含有一定的营养物质，如葡萄糖、氨基酸等。当视网膜／眼球突然缺血时，这些物质可以为视网膜、晶状体提供短时能量供应。

作用四，保护性的屏障隔离作用。

由于玻璃体与视网膜连接的部位比较致密，因此它能够阻止视网膜内"漏出"的大分子物质进入玻璃体。

但是如果这种屏障隔离作用"失控"，视网膜内的大分子进入了玻璃体，轻则导致玻璃体混浊、视力下降，重则会引发细胞异常增殖，玻璃体内部结构紊乱，形成条索增生、收缩，进一步会牵拉视网膜，从而引起视网膜脱离（即从眼球壁上掉下来），对视力造成严重损害！

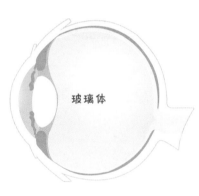

玻璃体

大家觉得玻璃体这个巨大的"透明球"对我们来说是不是非常重要啊！

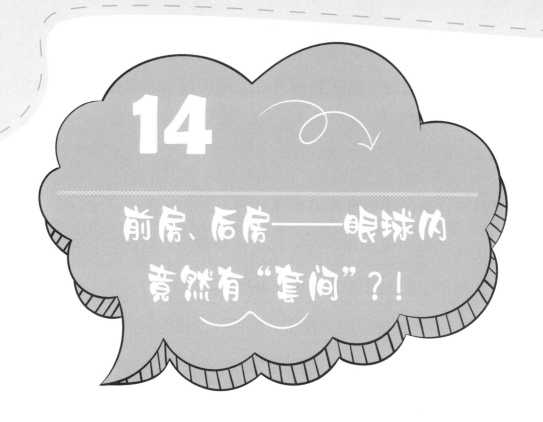

14

前房、后房——眼球内竟然有"套间"？！

眼球的结构真是很不简单，你能相信吗，它的内部竟然有"套间"呢！

"套间"，大家都知道，指的是相连的两间或两间以上的房间。

眼球的"套间"当然也有"房间"（即前房、后房）之分，而且里面还充满了液体，被称为"房水"，不仅如此，这房水居然还是流动的"活水"哦。

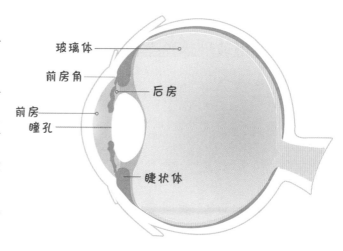

玻璃体

前房角

后房

前房

瞳孔

睫状体

眼球里的"套间"究竟是什么？

眼球壁的中层是葡萄膜，由前至后依次为虹膜、睫状体和脉络膜。

睫状体是葡萄膜的中间部分。它围绕虹膜根部形成环状组织，是"套间"内水的"源头"；而虹膜是"套间"的"隔墙"，将这个"房子"分为前房与后房。

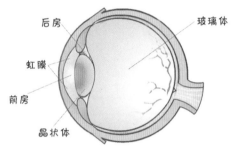

前房：是由角膜内皮、睫状体前部、虹膜前面以及瞳孔区晶状体共同围成的腔隙，即角膜和虹膜之间的腔隙。

后房：是虹膜后面、晶状体前面、晶状体赤道部、玻璃体前面、睫状体内面之间的一个不规则的腔隙，即虹膜和晶状体、玻璃体之间的不规则腔隙。

那"套间"里的"活水"又是什么呢?

在前、后房内的"活水",是房水,即透明的液体,主要成分是水,而核心功能是为角膜及晶状体提供营养并维持正常的眼内压。

被称为"活水",就意味着房水一定是有来、有存、有往、有循环的,而绝不是一潭死水。

"活水"的来源——房水由睫状体的无色素睫状上皮产生。

"活水"的流通——房水产生后,首先进入后房,后经过瞳孔进入前房。

"活水"的去处——前房的房水,通过"房角"(角膜与虹膜所形成的夹角)进入"排水管道"的"过滤网"(小梁网)过滤后,再依次进入"排水管道"的巩膜静脉窦、集液管、房水静脉,最后进入睫状前静脉。

所谓的"过滤网",学名叫"小梁网",是由小梁交织组成的网状结构。小梁网内有排列整齐的"小梁细胞",当房水通过小梁网时,小梁细胞将房水中的一些微粒物质和细胞(如血细胞、晶状体残片、炎症产物等)吞噬、溶解,使这些大分子物质不容易进入巩膜静脉窦,确实起到了"过滤净化"的作用。

"活水"的循环——房水的产生和排出,只有达到动态平衡,才能维持眼内压的稳定。如果失去动态平衡,无论房水过多还是过少，都是大麻烦。

房水过"多"：房水产生过多（睫状体分泌过多）或排出不畅（房水引流管道阻力增加，引流障碍）就会导致房水存储太多，从而引起眼球内压力增高，即眼压过高。

眼内压，简称"眼压"，顾名思义，指的是眼球的压力，即眼球内容物对眼球壁及眼球内容物之间相互作用的压力。眼压的正常范围为 10 ～ 21 毫米汞柱（1.3 ～ 2.8 千帕）。

一旦眼压变高，我们可能就会感觉到眼睛有些胀痛或酸痛，可能伴随头晕、恶心，甚至呕吐，而长期高眼压，还会导致视神经功能损伤，严重的会造成视力不可逆丧失。

所以，出现类似的症状时，小朋友不仅要去看内科，还要去眼科哦！

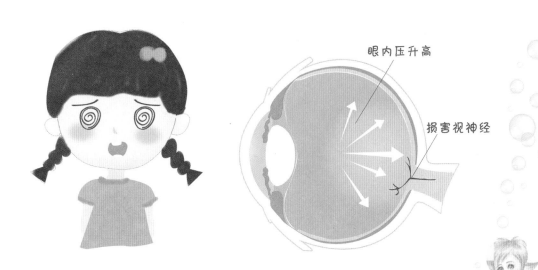

房水过"少"：房水产生不足（睫状体分泌过少）或

排出太多（房水流失过多）导致房水存储过少，从而引起眼球内压力降低，造成低眼压。

想一想，漏了水的水球或泄了气的气球会怎样？当然是瘪了！所以如果眼压低，且长时间不干预，那么视神经功能就会受到影响，甚至会发生眼球萎缩。

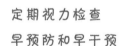
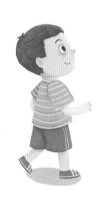
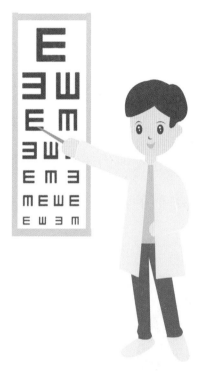

定期视力检查
早预防和早干预

由此看来，这眼球内的"套间"不仅设计得巧妙，而且还真的很重要呢！

15

脉络膜——黑色暗箱的多彩世界

参观过博物馆的小朋友，可能见到过老式的照相机。

其实我们的眼睛，就是一部极其精密的相机：除了一目了然的镜头，决定速度的快门，用于收景的取景器……还有一个藏在内部的"暗箱"。所谓"暗箱"，就是一个不透光的盒子，它的主要作用是避免光线进入箱体。

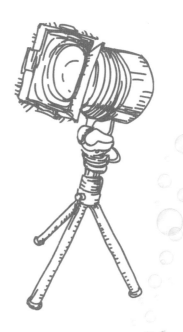

眼睛，让我们看到早春娇艳的花、夏日倾盆的雨、秋

夜皎洁的月、隆冬晶莹的雪，是很重要的器官，我们大脑中大部分知识都是通过眼睛获得的。

眼睛的"暗箱"内壁，就是今天要隆重介绍给大家的——脉络膜。

前面讲虹膜的章节介绍了，葡萄膜分三部分：虹膜、睫状体、脉络膜。

下面，我们就来谈谈关于脉络膜的话题。

脉络膜位于眼球壁的中间。

脉络膜的内层紧邻视网膜，外层紧贴巩膜，三者就像一块夹心饼干一样——视网膜和巩膜就是上下两块饼干，脉络膜则是位于中间的奶油夹心。

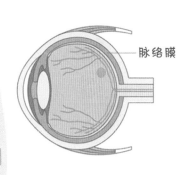
脉络膜

脉络膜在眼球前端起始于锯齿缘［详见"视网膜（上）——照相机的感光底片"章节］，在眼球后方终止于视盘［详见"视网膜（下）——照相机的感光底片"章节］周围，约占整个眼球壁中层的5/6，有着丰富的血管和黑色素细胞，呈棕红色。

脉络膜很薄，平均厚度约为0.25毫米（两三张A4纸摞起来的厚度），加之其主要由血管构成，因此，血管里的血液多少、流动快慢，都会对脉络膜的薄厚产生影响。

更令人惊叹的是，即便如此之薄，脉络膜竟然也不是一层结构那么简单呢。

在组织学上脉络膜竟然存在四层结构：由外向内分别为"脉络膜上腔""大血管层和中血管层""毛细血管层""玻璃膜"。

如此精细的脉络膜里面富含血管，这些血管有三大作用。

其一，脉络膜是"供给站"。它为视网膜外层提供营养并带走代谢废物。

其二，脉络膜更是"遮光板"和"暗箱壳"。它遮挡透过巩膜进入眼内的光线，也就是说，具有遮光的作用。它就像照相机黑色暗箱的内壁，以确保在视网膜上成像清楚，这样我们才能看到这个清晰、有层次感、色彩丰富的美好世界。

其三，脉络膜也是"热储槽"。它可将光与视网膜、脉络膜的色素反应时产生的热量集散。

除此之外，脉络膜还有很多神奇的"孔洞"。

脉络膜上的毛细血管直径大、管壁薄，管壁上有许多小孔，而这些"孔洞"的存在却"有利有弊"。

"利"的一面：便于为视网膜提供养分。

"弊"的一面：因为全身血液中的有害物质（如一

些细菌、寄生虫等）容易在此处滞留，所以易引起脉络膜疾病，从而影响与其相邻的视网膜，引起脉络膜视网膜炎，造成视力下降，看东西变形等。

没想到吧，即便是黑色暗箱，里面也是五彩斑斓的。这就是脉络膜的小故事。

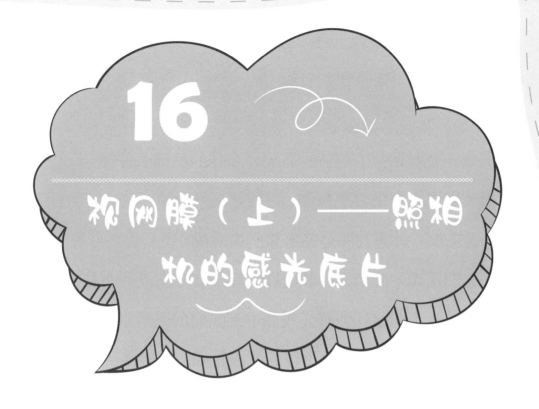

16

视网膜（上）——照相机的感光底片

　　小朋友，告诉你一个小秘密，你眼中的世界和小猫咪、小狗狗看到的不一样哦。

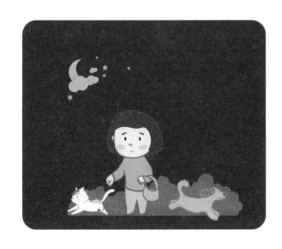

　　小猫咪在夜间的视力虽然非常敏锐，但是却只能分辨有限的颜色，比如灰色、绿色、蓝色和黄色。由于视网膜结构的不同，小狗狗也是夜视能力强，不过几乎都是近视眼，

并很难分清红、绿两种颜色。

　　而我们人类呢？

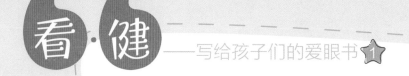

我们可以看到五光十色的美丽世界，不过到了晚上，在光线暗淡的环境里，就很难看清东西啦。

那么，要看见一个物体，需要什么样的基础条件呢？

简单说，有两个主要条件。

一是"光"。外界的物体能够被我们看见，要么是它自身"有光"，要么是它们反光（比如太阳、电灯，属于自身发光；而月亮、镜子，属于能够反光），这样就有光线能进到我们的眼睛里。

二是"感光组织"。这个说的就是我们自己眼睛的构成特点了，而我们今天隆重推出的，就是帮助我们看见世界的神奇结构——视网膜。

视网膜究竟有哪些神奇构造呢？

视网膜之所以能有如同相机感光底片的作用，是因为它有属于自己的奇妙三件套——"梳齿""漏斗"和"盘子"。

首先是"梳齿"。

梳子大家都见过吧，那么梳齿大家也不陌生。在视网膜的边缘，就有这样的像梳齿一样的结构，这些大小不一的突起被称为"锯齿缘"。

接下来是"漏斗"。

漏斗可是倾倒、收集液体时的常见工具。视网膜的"漏斗"就是黄斑。因为该区含有丰富的黄色素，故而得名黄斑。

最后是"盘子"。

厨房里的盘子比比皆是。视网膜上的"盘子"其实叫视盘。这是一个边界清楚淡黄色圆盘状的结构，因此医学上称其为视神经盘，简称"视盘"。视网膜神经纤维就是在此处汇集后穿出眼球进入大脑，于是这里便是视神经开始的地方。

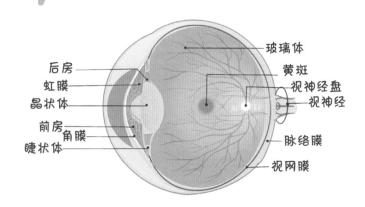

视网膜的黄斑之所以被称为"漏斗"，是因为它真的不平坦。这是一个没有血管的小凹陷区，就像一个浅浅的漏斗。医学上称这个"漏斗"中央的小凹为"黄斑中心凹"，而里面只有一种细胞——"视锥细胞"（详见后文）。

每个视锥细胞与一个神经节细胞都会形成"一对一"的单线联系。因此这个部位的视觉最敏锐，我们能看到物体，能分辨颜色……这些都是黄斑的功劳。如果它生病了，就会引起中心视力的降低——看东西变形，看到的颜色也会发生改变。

而视网膜的视盘，其实是我们眼睛的小"缺陷"。因为视盘是没有感光细胞的，所以此处无法感受外界光线，也就不能形成视觉，因此当我们看东西时，就会形成"生理盲点"（即看东西时缺了一块地方）。

但事实上，生活中的我们并不能感受到或发现这个"缺陷"的存在，这是因为平常大家用两只眼看东西，左眼和右眼互相之间把对方的"生理盲点"缺少的部分给弥补了。

介绍完视网膜的神奇结构，我们再来具体了解一下视网膜本身吧！

先说说视网膜究竟在哪里？

视网膜位丁眼球壁的内层，是一层透明的薄膜，占据大约2/3的眼球内壁，前部开始于"梳齿"（锯齿缘），后部止于"盘子"（视盘）周围，其外面紧贴眼球壁的中层脉络膜，内面紧邻像果冻一样对眼球有支撑作用的玻璃体（详见后文）。

知道了视网膜"在哪里"，我们再来了解一下视网膜的组织结构。

视网膜竟然有整整十层结构！

大家听了是不是感觉很惊讶？是的，视网膜就是如此精密。有兴趣的小朋友可以一起数一下，由外向内，视网膜的结构分别为：色素上皮层，视锥、视杆细胞层，外界膜，外核层，外丛状层，内核层，内丛状层，神经节细胞层，神经纤维层，内界膜。

怎么样，数清楚了吗？真的是十层哦！就是它们构成了复杂的细胞网络，形成"集成电路"，将我们看到的光信号转换为电信号传入大脑。任何一部分出现问题，都会影响信号的传递，从而影响我们的视觉。

拥有十层结构的视网膜是不是很厚呢？

猜错啦！视网膜非常薄，它的平均厚度约为 0.4 毫米，即 4 张 A4 纸摞起来的厚度，且整个视网膜的厚度并不是一致的：视盘边缘最厚，约为 0.5 毫米；黄斑中心凹最薄，约为 0.1 毫米。

那视网膜有颜色吗？

其实它是透明的，但我们观察到的视网膜并不是透明的，这是因为脉络膜和视网膜色素上皮细胞都有颜色，因此看起来本来应该是透明的视网膜却呈现出橘红色呢。

这就是眼睛这部照相机的感光底片——视网膜。

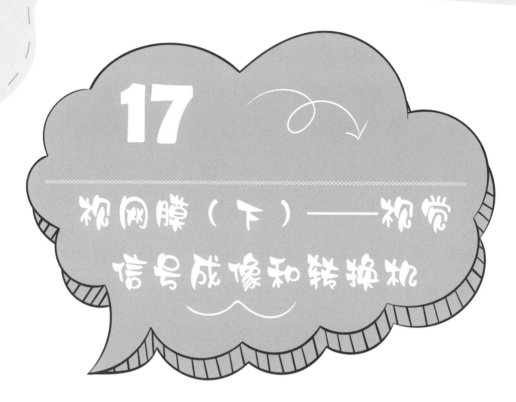

17 视网膜（下）——视觉信号成像和转换机

之前，我们已经了解到视网膜如同照相机的感光底片，那么究竟物体是如何成像在视网膜上，并被我们看到的呢？

当外界某一物体（比如小熊玩具）的光线经过角膜、房水、晶状体、玻璃体后，如果刚好聚焦于视网膜，那么视网膜就会将光信号转换成电信号，并将其精准传递到大脑，于是我们就能清楚地看到东西。

相信大家肯定都见过被拍摄得模模糊糊的照片，那是因为照相机没有事先被调整好，无论是镜头模糊还是焦距不对，总之外界的光线没能恰到好处地聚焦于底片之上，导致照出来的图像模糊不清。和这个道理相同，如果外界进入眼睛的光线未能聚焦在视网膜上，那么我们看见的世界就会朦胧、模糊，这在医学上被称为"屈光不正"。

有些小朋友因为近视不得不戴上厚厚的"瓶子底儿"（边缘厚、中间薄的凹透镜），这是由于光线聚焦于视网膜之前，看远处的东西费劲。也有一些小朋友要看清东西就必须戴上远视镜（边缘薄、中间厚的凸透镜），否则光线聚焦于视网膜之后，看近处、远处都是朦胧一片，这就是人们常说的"远视"。可见，无论是近视镜还是远视镜，都能够帮助我们调节光线角度，使光线最终能聚焦于视网膜上，从而看清物体。

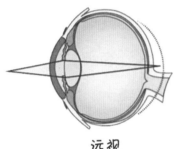 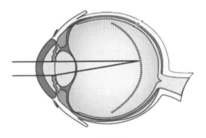

远视　　　　　　　　　　近视

有的好奇宝宝可能会问，那五彩缤纷的颜色又是怎么被看到的呢？

视网膜中有两种感光细胞，可以被称为"昼夜两兄弟"——"老大"叫视锥细胞，白天的光明使者；"老二"叫视杆细胞，夜间的敏锐达人。我们能看到漂亮的色彩，就是这感光"昼夜两兄弟"的功劳哦。

　　"老大"视锥细胞比较喜欢强光，对强光刺激敏感，主要负责亮视觉，且对颜色分辨能力较强。因为"漏斗"黄斑中心凹（没有血管的小凹陷区）只有视锥细胞密集分布，而在视网膜周边区域视锥细胞分布较少，光线进入眼内后可以直接刺激视锥细胞，所以黄斑中心凹的感光和辨色能力最强。

　　"老二"视杆细胞刚好相反，它主要"驻扎"在视网膜周边区域，对弱光刺激敏感，主要负责暗视觉。

　　喜欢在夜间活动的小动物们（比如猫头鹰、一些深海鱼类）的视网膜中就只含有视杆细胞；还有那些主要在白天活动的小动物们（比如鸡、鸽子等禽类），它们的视网膜中就主要含视锥细胞。

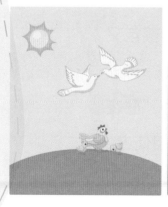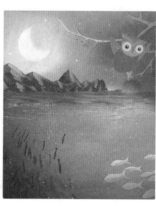

　　为了方便记忆，我们可以理解为视锥细胞负责白天视觉，视杆细胞负责夜间视觉，那用"日锥夜杆"来形容视锥、视杆细胞就再合适不过了。

　　还有一个普遍现象，那就是我们去电影院看电影时，当周围环境从明亮一下子变成黝黯的时候，我们的眼睛一开始什么都看不清，需要过好一会儿，才能慢慢适应，而周围的东西也逐渐呈现在眼前。这又是为什么呢？

医学上把这一过程称为"暗适应"。

也就是进入暗环境后，视网膜对光敏感性增加的过程。

其实，这也是感光细胞"昼夜两兄弟"在交班呢。原本在亮堂堂的地方，负责亮视觉的"老大"视锥细胞正在忙忙碌碌地工作，突然环境变暗，暗视觉光敏感度高的"老二"视杆细胞赶紧接班，这才有了这个"暗适应"的过渡。

如果"暗适应"能力异常，就会表现为"夜盲"。

所谓"夜盲"症，指的是夜晚或光线昏暗的环境中看不清东西或者完全看不见。医学上以"夜盲"为主要症状的疾病包括维生素A缺乏症、视网膜色素变性、先天性遗传性夜盲症等。

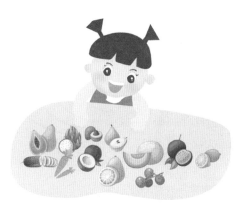

天然的维生素A存在于动物肝脏、乳制品、蛋、深海鱼等食物中；而深色的蔬菜，如胡萝卜、菠菜、南瓜、柿子椒等，以及黄色或红色的水果均富含类胡萝卜素，类胡萝卜素经过体内的转化也能够变成维生素A。

所以小朋友们在吃东西时可千万不要挑食哦。

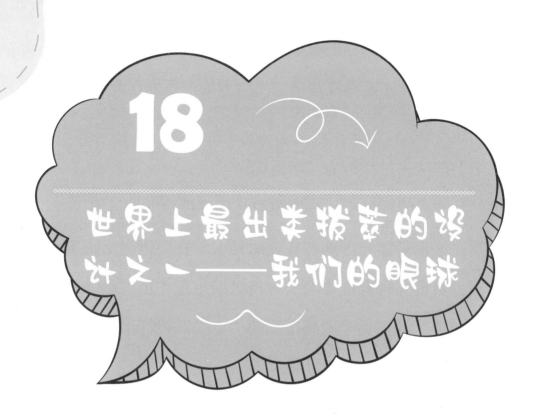

18 世界上最出类拔萃的设计之一——我们的眼球

在幽深的洞穴或浩渺的深海，那里几乎没有光，蛰伏着洞螈、考艾岛洞狼蛛、利普托迪鲁斯甲虫、墨西哥脂鲤……它们不需要视力，所以没有眼睛。

除了这些独特的生物，视力是动物生存必不可少的支撑。

而我们的眼球，精密结构堪称完美，可以算得上是最为出类拔萃的设计了。

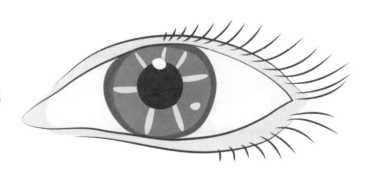

通过对古生物化石的研究，科学家们推测，我们人类的眼睛可能是这样一个进化过程。

首先，点亮这个设计的是"光"。

日出日落，月升月隐，正是因为光的刺激，才"唤醒"生物进化出眼睛来感受这个世界。

接着，"眼点"出现。

最早出现的"眼睛"，就是一个接收点，即"眼点"，那是许多具有感受光线刺激作用的感光细胞聚集在一起形成的。

随后，进化出"凹陷"。

"眼点"能够感受到光线的强弱，但是无法感知光的来源，因此，"眼点"进一步努力进化，逐渐向下凹进去，于是光照过来就会在"凹陷"中产生阴影，从而大致判断出光线的来源。

最终，"眼球"出现啦！

能判断光源的"凹陷"还不完美，会有灰尘落进来，为了适应环境，慢慢地在这个凹陷上发育形成了"盖子"。

在遮住灰尘的同时，还得能让光照进来，于是在"盖子"上"开"了一个"小孔"，就是瞳孔啦。外界物体上的光线经过"小孔"进入眼睛形成物像，这样我们就可以看到大千世界啦！

为了保护"盖子上带有小孔的凹陷"不受外界的伤害，其最外层又长出了一层透明的保护膜，也就是早期的角膜。

最初的眼球形态很可能就是这样形成的，大家觉得是不是很有趣、很神奇呢！

了解了眼球的"进化史"，小朋友们有没有发现，人类的眼球和动物的眼球真的存在很多不同。

"眼球"的大小

眼球的大小不取决于拥有者的体积，而是很可能与该物种行动的敏捷程度及对视力的需要程度有关。大家

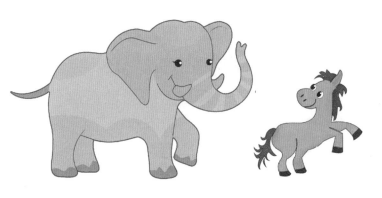

都知道，马的个头儿比大象要小很多，但是马的眼睛相对比大象的眼睛大。

大多数夜间活动的动物和深海动物，都有大的眼球，这样视网

膜上形成的影像也会较大，可以补偿黑暗环境中光线的不足，让它们在一片漆黑中看到前进的方向。比如：白天躲在树丛间睡觉，等到夜幕降临外出觅食的猫头鹰，是森林里的捕鼠专家，它就拥有漂亮的大眼睛，让人感觉萌萌哒。

"眼球"的形状

眼球的形状大致分为球形和非球形两种。

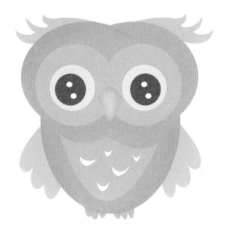

脊椎动物（如人类）的眼睛形状大多为球形，所以被称为"眼球"。有人认为，动物等级越高，其坚硬的巩膜骨或软骨越会退化得多，于是眼球随之趋于圆形。

而非球形眼则有很多种不同形状，包括扁平形、椭圆形、圆锥形、弯曲形、管状形等，其中很多可能小朋友们都没听说过呢。不过无论哪种形状的眼，都有其存在的合理性，也应该是最适合它们习性的配置。翱翔在天空目光极为锐利的鹰，它的眼睛就是圆锥形的哦！

当然，眼球在头

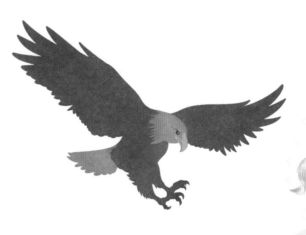

部位置的设计也是非常神奇的，我们会在后面章节予以介绍。

最后再简单说说眼球与鼻子和大脑之间的关系吧！

眼球位于头部前面的物种，比如人类、猴子、老虎、狮子等，一般脑部都较发达，拥有智慧，而且这类物种的鼻部很少过于突出，因为其对周围环境的认识，主要靠视觉而不是嗅觉。

看到这里，我们不得不由衷地赞叹，大自然的设计真的是很神奇啊！

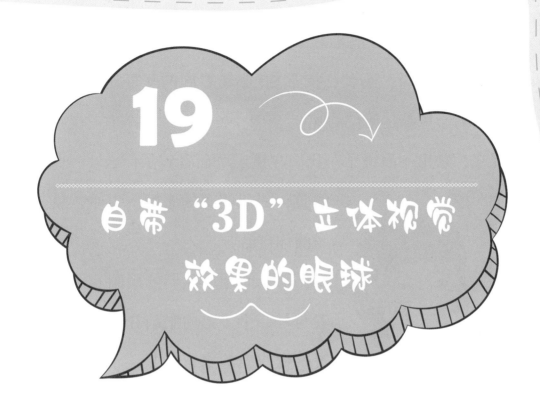

19

自带"3D"立体视觉效果的眼球

小朋友，你看过 3D 电影吗？

如果说普通电影中的情节会让你热血沸腾，那么，3D 电影则会令你身临其境。戴上专门为 3D 电影准备的眼镜，一旦屏幕上有人向你投掷东西，你肯定会下意识地闪躲，因为你感觉下一秒那件物品就会砸到你的头……

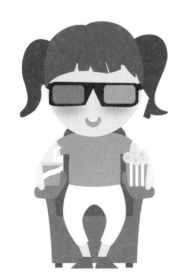

别以为 3D 电影是什么新鲜稀罕物，其实早在 1922 年就诞生了第一部 3D 电影《爱情的力量》啦！

当然，现在的 3D 电影效果比过去有了质的飞跃。不过聪明的小朋友可能会好奇，为什么摘下 3D 眼镜看到的屏幕却是模模糊糊的，所有的影像都是错位的呢？

现在，拿出一面镜子，我们在镜子里面看到了什么？一张清晰的脸，一双明亮的眼睛，对哦，就是可爱的你自己。

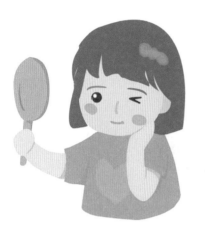

问个问题，我们的眼睛在脸上的位置与马、牛、羊的眼睛在它们头上的位置一样吗？答案自然是：不一样！因为马、牛、羊的两只眼睛长在头的两侧。

那什么动物的眼睛在自己头上的位置和我们人类相近呢？对啦，是猴子、老虎……它们的眼睛也都长在头的前方。

再进一步想一想，这又是为什么呢？

铛！铛！铛！

下面就来公布正确答案——眼睛所在位置的设计可是大有讲究的。

马、牛、羊是食草动物，平时只需低下头就能吃到草，因此它们的眼睛长在头的两侧，这样可以拥有更加广阔的视野，并有利于及时发现天敌等危险，便于躲避、逃跑。

一般情况下，动物在食物链中的等级越高，其两眼在头部的位置就越靠前。

比如善于捕食的动物，它们的双眼不但可以同时看到一个物体（即"同时视功能"），具有将两眼看到的物体合二为一的功能（即"融合功能"），从而获得物体的形状、大小等信息，而且还可以感知物体的空间位置和方向（即有了"立体感－立体视功能"，这甚至被认为是动物进化过程中形成的高级视功能）。

那么作为进化相对最为完整的人类，自然就拥有现在这样设计的眼睛了。也许正是为了确保"同时视功能""融合功能""立体感－立体视功能"的完美，人类才只能拥有两只眼，而不是三只、四只……N只！

也就是说，人类双眼位置的设计为我们拥有一些"超能力"——"立体视觉"（立体视功能）提供了可能性。

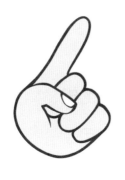 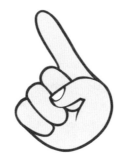

那什么是立体视觉呢？
让我们先来做个小游戏吧！
首先伸出你的两只
小手，伸出食指，其他
手指握拳。好，接下来将两手食指指尖相对，尝试慢慢靠拢。最后，将两手食指指尖对准相接。

恭喜你，成功啦！

你觉得这样做很容易吗？

那好，现在请闭上一只眼，再尝试一次。这回成功了吗？是不是感觉这次没那么容易对准啦？这又是为什么呢？

因为"双眼视差"！

"双眼视差"

当我们的两只眼睛注视同一个物体的时候，由于左右两眼睛（从中间开始）相距约60毫米，两只眼从不同角度观察这个物体，结果会怎样呢？

这样就会导致左眼看到的图像左边部位多点儿，而右眼看到的图像右边部分多点儿，于是两眼视网膜上的成像并不是完全相同的，也不能完全重合，存在位置差，这个就叫作"双眼视差"（产生立体视觉的主要因素）。

小朋友们看过的3D电影，包括那个神奇的眼镜，还有屏幕上模糊错位的影像，其实都是利用了人类眼睛"双眼视差"的特性。

看到这里，好奇的小朋友可能会问："不对啊，我两只眼看东西的时候并没有重影啊？我看到的明明就是同一个物体啊！"

别急别急，即便有"双眼视差"，别忘了我们还有"大脑司令部呢"。

当有视差的左右两幅视觉图像传入大脑时，我们的大脑会对它们进行快速合成、判别处理，并将其合二为一，而这个过程就叫作"融合"。

经过"融合"处理后，大脑会进一步"留同存异"，即将双眼看到图像的相同之处"融合"，这样，我们看物体就有了立体的感觉（也就是感知物体的距离、深度等）。

这就是从"双眼视差"到"融合"再到"立体感"形成的神奇加工过程！

3D电影就是依据"双眼视差"的原理，利用两个特殊的摄像机从不同角度拍摄出不同的图像，并将图像同时投射到屏幕上。两个有"差异"的"平面图像"经3D眼镜分别进入两眼，之后经大脑融合后，我们就可以看到立体的、有深度的图像了。

存在立体视觉缺陷的小朋友，是没办法感受到3D电影那种深陷其中、呼之欲出的奇妙感受的。

立体视觉在我们日常生活中也非常重要，它可以帮助我们准确判断物体的位置，比如开车的时候，司机如果没有良好的立体视觉，就很难判断前后车的距离，那么发生交通事故的概率就大大增加了；又比如篮球运动员，如果没有立体视觉，那肯定是不能准确投篮得分，更别提投 3 分球啦。

这就是眼球自带的"3D"立体视觉效果，明白了吗？

20

盘点与视觉检查相关的几种方法

裂隙灯检查——可以观测眼球结构的"天文望远镜"

"裂隙灯"是什么呢？

喏，就是那台像"天文望远镜"一样的大家伙。

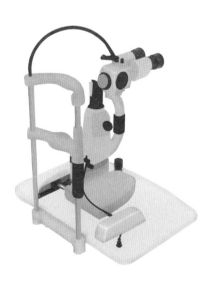

诊室里的裂隙灯，是眼科检查中必不可少的重要工具。

这个大家伙由照明系统和双目显微镜构成，能够将观察物体放大6倍、10倍、16倍、25倍、40倍。

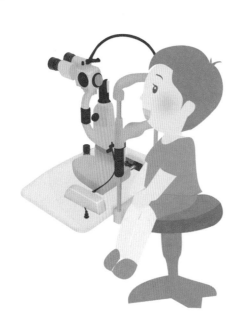

也就是说，用它基本上可以看到整个眼球的结构。

检查时，需要小朋友坐在机器前的凳子上，将头固定在颌架上，眼睛平视前方或者听从医生的引导向各个方向转动眼球。

通过调整光线，用这台"天文望远镜"可以由外而内，依次检查眼睑、睑缘、睫毛、泪器、结膜、角膜、前房、虹膜、晶状体、房角、玻璃体、视网膜。一般先查右眼，后查左眼，平均每只眼检查仅需要不超过 120 秒的时间，发现异常再行进一步检查。

通过这个"天文望远镜"——裂隙灯，眼睛大部分的问题都能被及时发现呢！

立体视觉判断——就像在看一场 3D 电影

前面章节，我们提到了 3D 电影，当我们走进电影院，戴上神奇的 3D 眼镜之后，眼前大荧幕上原本平面一样的影像瞬间变得立体起来，所有的事情仿佛就真实地发生在自己身边，这就是"立体视觉"。

但告诉你一个秘密，并不是所有人都能够看到 3D 立体的效果。那么怎样判断自己有没有"立体视觉"呢？

要想知道是否有"立体视觉"，其实很简单，只需要两样"神器"——一个 Titmus 立体视检查图，一副偏振光眼镜（也就是 3D 眼镜）。

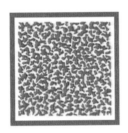 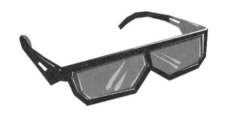

Titmus 立体视检查图包含三组图片。

第一组，苍蝇定性筛选图。（单眼观或者佩戴偏振光眼镜之前看到的）苍蝇只有一层翅膀；

第二组，动物定量图。（佩戴偏振光眼镜之前看到的）是 3 排一样的动物图。

第三组，圆圈定量图。（佩戴偏振光眼镜前看到的）是 9 幅一样的圆圈图。

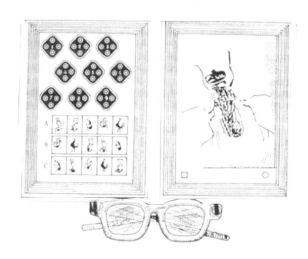

检查时，小朋友要佩戴偏振光眼镜，距离检查图40厘米。

第一关，判定是否有"立体视觉"。有"立体视觉"的小朋友会在戴上偏振光眼镜后感知到苍蝇翅膀浮起在纸面上，仿佛用手可以捏住。

通过第一关检查的小朋友要进行接下来的检查。4岁以上的小朋友可以选用圆圈定量图，4岁以下或者不理解圆圈含义的小朋友可以选用动物立体图。

用动物立体图检查时从第一排开始，逐行检查，直到被检查的小朋友无法感知到小动物的凸起或凹陷，这个时候记录上一行对应的立体视数值。

9幅圆圈图中的每幅图都有一个圆圈。戴上偏振光眼镜的小朋友要说出来，看到的圆圈是凸起的还是凹陷的。检查时从第一幅图开始，直到被检查小朋友无法看出圆圈的凸起或凹陷，这个时候记录上一幅图对应的立体视数值。

没有"立体视觉"的小朋友，不但无法享受到3D电影的美妙，严重的可能连生活中上下楼梯都有困难。

角膜地形图着色——描绘眼球上的"地势图"

很多小朋友家里都有地球仪。

地球仪上呈现的地球可不是平坦光滑、一成不变的，而是颜色有深有浅、地貌高低起伏的模样。这是当然的啦，地球本来就有层峦叠嶂的山川、奔流不息的大海、一望无垠的荒漠、蜿蜒曲折的河流……

所以，包裹在地球仪表面的图就是地势图。

地势图，是地理学里一种描述以地貌特征为主要内容的地图，同样的地势用同一色系表示，不同海拔高度则用颜色深浅来体现，即不同颜色、不同深浅表示不同的地势高低。

"角膜地形图"就是角膜的地势图，它用类似的方法描绘了角膜的"地势"，因此能够精确呈现整个角膜的形态特点。

这么神奇的"角膜地形图"是怎样描绘出来的呢？

这就多亏我们有角膜地形图仪了。

在进行角膜地形图仪检查时，需要先将被检查者的信息录入系统，然后帮助小朋友将头部固定于颌架，嘱检查者睁开双眼，注视前方中间孔中闪烁的红灯。在检查的过程中，不要眨眼，待仪器自动捕获图像后再检查另一只眼。

检查结束，就能得到"角膜地形图"啦，然后再根据"地形图"上色彩的变化，对变色区域进行重点分析和检查。

角膜根据色彩分布可以分为四种常见的类型：圆形、椭圆形、领结形（对称领结形 / 非对称领结形）、不规则形。

圆形代表无散光。

椭圆形说明有周边部散光。

领结形（对称领结形 / 非对称领结形）表示存在对称性角膜散光 / 非对称性角膜散光。

不规则形提示角膜表面形状欠佳。

利用"角膜地形图"分析角膜形态，可以辅助屈光不正（近视、远视、散光）的矫正，还可以早期诊断圆锥角膜。

圆锥角膜是一种以角膜扩张、中央变薄向前突出，呈圆锥形特征的眼病，多于青春期发病，经常会造成高度不规则近视散光，晚期引发急性角膜水肿，形成瘢痕，使视力显著下降，严重者需要接受角膜移植手术。

色盲检查图分析——能看到姹紫嫣红的色觉奇迹

有这样一个小故事。

18世纪英国著名的化学家、物理学家，原子理论的提出者约翰·道尔顿出生于1766年，孩提时代的他异常懂事。尽管家境贫困，在圣诞前夕，他还是想尽办法为自己的妈妈买了一件贴心的圣诞礼物——一双棕灰色的袜子。

妈妈虽然非常感动，但并没有穿上袜子外出，这令道尔顿倍感奇怪。当他拿着袜子向别人求证时，他赫然发现，自己和弟弟眼中朴素漂亮的棕灰色袜子在其他人的眼中竟然是红色的！这才是妈妈不好意思穿出去的原因。

聪慧如他，通过这件事，道尔顿成了第一个发现色盲症的人，也是第一个被记录的色盲症患者。

一般情况下，正常人通常可以感知180多种颜色，能辨认太阳光谱中的红、橙、黄、绿、青、蓝、紫多种色调。在这些人的眼中，世界是斑斓的，宇宙是华丽的。

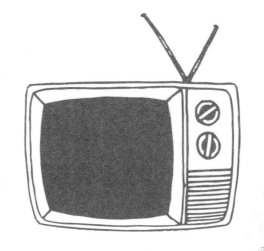

但遗憾的是，并不是所有人都可以看到这个世界的多彩与绚丽，有相当一部分人看到的世界是单调、灰暗的，一如古旧的黑白电视机呈现的图像。

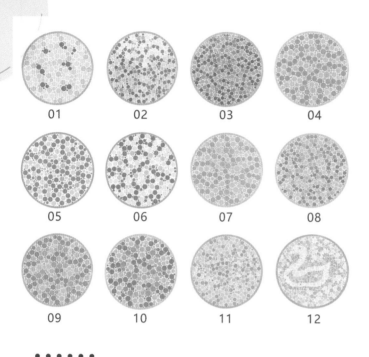

那怎么才能判断色觉是不是正常呢？

眼科专业用到最多的是假同色图测验，也就是"色盲检查图"。

这项检查需要在明亮的环境中进行。

小朋友双眼距离图画60～80厘米（一臂多远），佩戴眼镜的同学要戴好眼镜来检查，不过需要注意的是，不可以戴墨镜或者美瞳进行检查。

测试前，请先看明白色盲本的"示教图"，学习正确的读法。

色盲检查图检查方法如下：每一位被检查者在检查图01—30幅图中随机、快速（5秒之内）读出不少于5张，如果都能顺利准确地读出，即可判定为色觉正常。

如果出现迟疑、读错或读不出的情况，则认为可疑色觉异常。

对可疑色觉异常者，再从这30张图中随机挑选不少于10张，让被检查者以5～10秒的时间读出每张图，记录下来并分析，进而判断色觉功能的程度：

读错＞80％，可判定为色盲（Ⅰ级）；

读错＞60％，可判定为色盲（Ⅱ级）；

读错＞40％，可判定为色弱（Ⅲ级）；

读错＞20％，为色弱（Ⅳ级）。

对于已经被诊断为色觉异常者，还需进一步使用功能图组进行色觉异常性质的检查，帮助做出红绿色盲，红、绿色盲（色弱）或其他诊断。

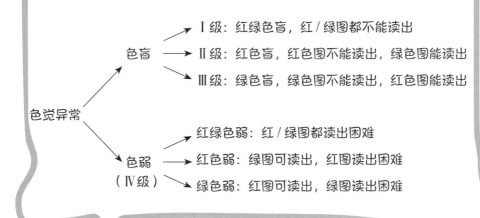

色觉异常的小朋友，长大以后是不适宜开车的，因为分辨不清红绿指示灯。此外，在选择职业时也需要特别谨慎。

不过在科技突飞猛进的今天，很多科学家致力于色盲矫正的研究，所以就让我们一起期待，科学能创造出帮助视力残障者重获光明、让色盲者看到姹紫嫣红的奇迹吧！

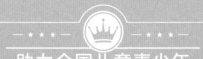

·助力全国儿童青少年·

爱眼、护眼、防控近视行动

看健

写给孩子们的爱眼书

刘薇　郭珍◎主编

2

眼睛怎么了

天津出版传媒集团

天津科学技术出版社

目录

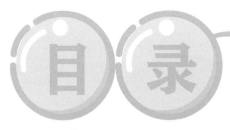

看·健 ——写给孩子们的爱眼书（2）

01

盗走光明的"小偷"
——发育性青光眼

做人，就要光明磊落，绝不能干"偷鸡摸狗"之事！

不过偏偏这个世界上还是存在将别人的"东西"窃为己有的"小偷"，令人不齿。

现在要是告诉你，有个"小偷"专门会偷走你的视力，你恨不恨它？

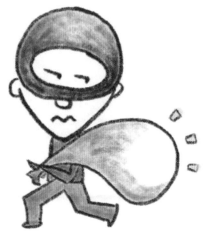

是的，这个悄无声息的"小偷"，就叫——发育性青光眼。它会蹑足潜踪，慢慢"偷"走我们的视力，严重的会导致失明呢！

那究竟什么是发育性青光眼呢？

小朋友们还记得之前在第一册的"前房、后房——眼球内竟然有'套间'？！"章节中了解到的眼球内有不断循环的房水，维持眼内压稳定吗？

小宝宝还在妈妈肚子里的时候，也就是处于胎儿时期，如果眼球的房角组织（房水流出的部位）发育出现异常，就会导致

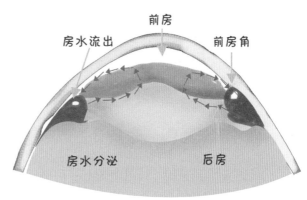

前房

房水流出　　　前房角

房水分泌　　　后房

眼内不断产生的房水不能正常排出，于是使眼压不断升高，柔软的眼球会被持续"撑大"。

宝宝出生后，这个问题还会持续存在，当视神经（负责传递视觉信号）没有办法承受这份压力时就会"受伤"，从而影响视力，甚至导致失明！

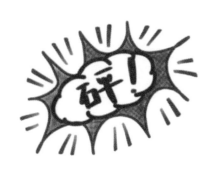

这个过程就像是一个充满液体的水囊，本来液体应当边进边出，循环往复，但因为先天结构问题导致液体只进不出，或进得多出得少，那么这个水囊就会越来越大，终会在某一时刻"砰"的一声被撑爆。

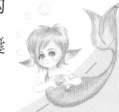

遭遇发育性青光眼的宝宝眼睛会有什么异常吗？有可能被早期发现吗？

查找异常的蛛丝马迹——

"牛眼"

表现：黑眼球（即角膜）看上去显得特别大而且圆。

造成原因：通常3岁前的宝宝眼球处于发育活跃期，眼球壁有弹性，因此眼压升高可以使眼球不断增大。

"水眼"

表现：眼睛特别"水汪汪"。

造成原因：黑眼球因眼压太高而发生水肿混浊。

"畏光"

表现：怕光——孩子喜欢埋头（如经常将面部隐藏在母亲怀中），不愿意睁眼，经常用手揉眼，烦躁不安，眼中总含着眼泪。

造成原因：黑眼球（即角膜）损伤引起。

"近视"

表现：近视不断加深，速度较快（每年增加100度以上），或容易有眼疲劳等表现。有此表现的少年儿童，一定要警惕！

造成原因：如果眼压升高发生在 3 岁以后，那眼球通常不增大，但是由于巩膜仍富有弹性，因此近视会较快加深。

"头痛"

表现：头部不适，恶心、呕吐。

造成原因：眼睛严重不适才会诱发此症状，务必高度重视。

发育性青光眼对视力影响非常大，严重会致盲，影响小朋友的一生，所以尽早发现至关重要。如果发现有上述异常，爸爸妈妈要赶快带孩子去眼科做相关专业检查。

那这个疾病可以被治愈吗？

非常遗憾地告诉大家，目前这个疾病还无法被治愈！

不过要是能够早期发现、早期干预（如手术、药物等），还是可以避免视力严重损害的。更为重要的是——这个疾病需要终身治疗、长期随访，并且有复发可能。

既然如此，那在生活中我们究竟能做些什么才能防止这个可怕的"小偷"得逞呢？

防治发育性青光眼，要从源头做起。孕妈妈应当注意卫生保健，防止病毒感染，以免诱发胎宝宝的发育异常。

为了预防青光眼，生活中要记住"五不要"！

一、不要短时间内饮用过多的水（如饮用水、茶等）。

二、不要在黑暗环境中读书或者看电子产品。

三、不要晚睡、趴着睡觉、暴饮暴食。

四、不要情绪有过大的波动，如生气、忧虑、恐惧、失望等。

五、不要经常穿高领、紧身的衣服。

尽管发育性青光眼的发病主要与遗传有关，但我们依然要积极预防和治疗，这样可以最大限度减少对儿童视神经的伤害，规避视功能的进一步损害，保护视力，防止视力损害日益进展。

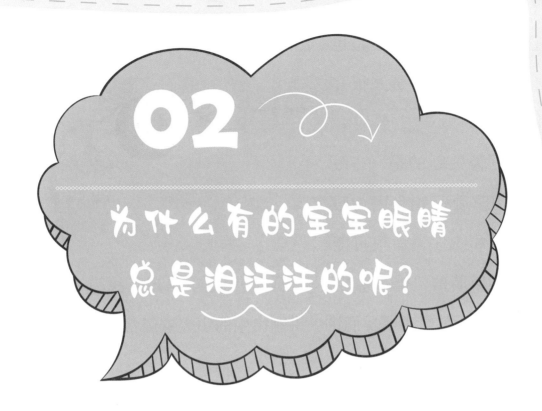

02

为什么有的宝宝眼睛总是泪汪汪的呢？

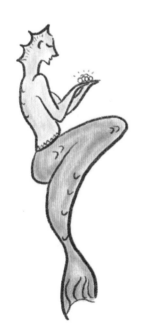

据与《易经》《黄帝内经》并称为上古三大奇书的《山海经》记载，"鲛人"在哭泣的时候，眼泪会变成美丽的透明珍珠，被称为"鲛人珠"。它是异常珍贵的宝物。北宋的《太平御览》更是明确提到，"鲛人"流下眼泪变成珍珠用于报恩。

在第一册"眼泪的奥秘"章节中我们已经了解了很多关于眼泪的知识，就算没有"鲛人"的眼泪神奇，我们的眼泪对自己眼睛的健康也起到了非常重要的作用。不过试想一下，要是眼泪一

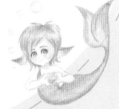

直止不住地流，是不是也会给我们的生活带来很多困扰呢？

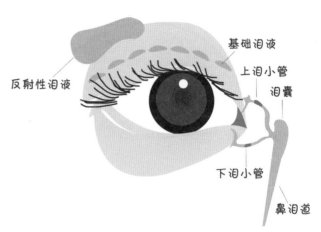

反射性泪液
基础泪液
上泪小管
泪囊
下泪小管
鼻泪道

更为关键的是，"眼泪汪汪"不一定是因为眼泪产生得太多，而很可能是我们眼睛的"排水系统"（也就是泪道）出现了故障（比如堵塞）。今天就给小朋友们讲一讲刚出生的小宝宝经常得的一种泪道疾病——新生儿泪囊炎。

"新生儿泪囊炎"到底是什么病呢？

在"眼泪的奥秘"章节中我们了解到，眼泪由泪腺、副泪腺产生，产生后，一部分泪液会蒸发到空气中，一部分则会经过内眼角的排水系统，即泪道（上、下泪点→上、下泪小管→泪总管→泪囊→鼻泪管）流入鼻腔。

如果上述"排水系统"的最下端——鼻泪管出现堵塞，即鼻泪管下端还没有发育完全，却被先天性残膜所遮盖，或者有一些细胞残屑在此堆积，阻塞了泪道，眼泪便不能及时被导流入鼻腔，那时，排不出的眼泪就只能从眼角溢出（医学上称"溢泪"），结果看上去就总是泪眼汪汪的了。

阻塞的泪道因为存在液体潴留，就更适合细菌繁殖，从而继发感染。所以这样的宝宝眼角总有黄白色黏性分泌物，按压内眼角下方皮肤（泪囊区）会有黏性或黏脓性分泌物从泪小点流出，这就是"新生儿泪囊炎"。其主要表现为溢泪，黏液性或黏脓性分泌物增多，按压泪囊区有分泌物流出。

面对"新生儿泪囊炎"，我们该如何早期干预和治疗呢？

保守治疗是首选。

如果宝宝被确诊为"新生儿泪囊炎"，父母不必太过担心。大多数婴儿在6个月内泪道处于不断发育阶段，因此可以首选保守治疗。

具体治疗方法：局部使用抗生素滴眼液点眼和进行泪囊区按摩。

抗生素滴眼液应当遵医嘱选择。

泪囊区按摩的方法：以食指自泪囊区（内眼角略下方）上方向下方（鼻泪管方向）挤压，促进泪囊内液体向下流动，从而促使阻塞的泪道开放。

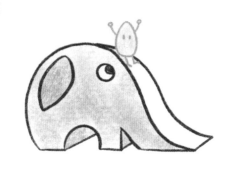

有一部分小宝宝经过一段时间的保守治疗就会康复。

还有一部分没有好转的小朋友就需要及时到医院行相关治疗和手术（泪道洗、泪道探通手术）解决问题了。

需要特别关注的是"急性泪囊炎"！

急性泪囊炎指的是泪囊出现严重的急性炎症反应。发病的宝宝可出现全身发热，内眼角下方皮肤红肿伴有包块、温度升高，触痛明显，此外还可能存在眼睑水肿、睁眼困难等情况，严重者可引起全身感染。

这时候，爸爸妈妈可不能再犹豫了，需要赶紧抱着宝宝去正规医院就诊！！

03

都是睫毛惹的祸?!

睫毛,它又弯又翘让我们变得更加美丽,它又密又长为眼睛阻挡了风沙。

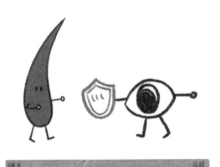

关于睫毛的这些作用,我们在第一册"小睫毛,大作用"章节中已经有所了解。可是,小朋友们知道吗,这弯弯长长的睫毛有时也可能会给咱们带来麻烦呢!

当然,说句公道话,真正给我们制造麻烦的,其实不是睫毛,而是"先天性睑内翻"。

睑内翻就是眼睑（即眼皮），特别是睑缘（眼边）向黑眼球（角膜）方向卷曲的位置异常。当睑内翻达到一定程度时，睫毛也会跟着倒向眼球，因此"睑内翻"和"倒睫"常常同时存在。

那小朋友为什么会得这个病呢？

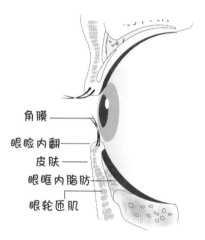

角膜
眼睑内翻
皮肤
眼眶内脂肪
眼轮匝肌

"先天性睑内翻"在婴幼儿中比较多见，主要发生于下眼皮，大多由内眦赘皮（即内眼角皮肤过多）牵拉、睑缘部轮匝肌过度发育、睑板发育不全（眼皮的肌肉或组织发育不良）引起。很多宝宝比较胖，面部肉肉多且鼻梁发育不完全，于是常常可引起睑内翻。

得了这个病会咋样？

常见表现 A：眨眼、揉眼。眼睛不停地眨来眨去，频繁用手揉眼睛。

原因：睫毛扎眼球导致眼睛不舒服。

常见表现 B：眼泪汪汪。眼里总含着眼泪，好像受了莫大的委屈。

原因：睫毛刺激黑眼球（即角膜）引起流泪。

常见表现C：眼红、畏光。白眼球总是红红的，而且特别害怕强光。

原因：睫毛长期持续的刺激引起白眼球发红，黑眼球被扎坏了（角膜发炎）就会导致怕光（即畏光）。

常见表现D：视力降低。除非病情特别严重，否则一般不会发生。

原因：长期刺激引起黑眼球发炎，持续反复发炎引起角膜严重病变，最终可能留下瘢痕，从而影响视力。

那么，生活中我们该如何早期干预和治疗呢？

先别急，罹患"先天性睑内翻"的小朋友不要太担心。一部分患儿的眼睑内翻会随年龄增长、鼻梁发育完全，得到明显改善。

有的小朋友可能会想，把倒向眼球生长的睫毛拔除不就得了！非常遗憾的是，这个方法不可取。因为被拔掉的睫毛很快还会再长出来，而且再生的睫毛会变粗、变硬，这样对黑眼球的刺激还可能会加重，因此简单粗暴地"拔睫毛"真的不可取。

儿童眼科医生按年龄段给出的建议如下。

3 岁以下，温和处置。

这个年龄段的宝宝的睫毛比较细、软，故可暂时观察并辅以保守治疗。

父母可以采取局部按摩（将食指放在下睑，向下牵拉按摩，缓解睫毛刺激症状）的方式，也可以给予物理粘贴（用医用透气胶布粘贴下眼睑，使睑缘外翻，避免睫毛摩擦眼球）。

3 岁以上，考虑手术。

如果随年龄增长，经保守治疗仍无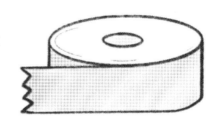
改善，3 岁以后小朋友的睫毛仍内翻刺激角膜，引起结膜炎、角膜炎，甚至可能会影响视力，那就可以考虑手术治疗了。精细的手术能让睑缘恢复到正常位置，这样睫毛也就不会再扎眼啦。

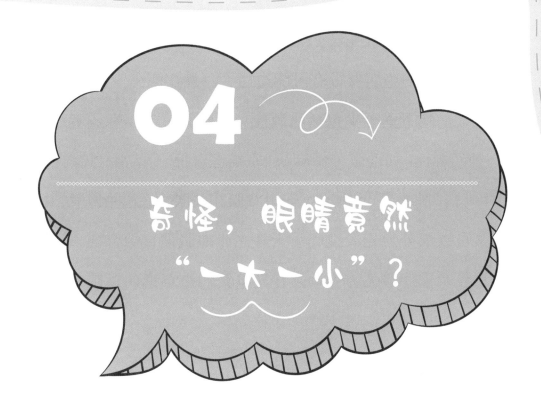

04

奇怪，眼睛竟然"一大一小"？

世间自然生长的万物几乎没有完全对称或一模一样的，我们的一双眼睛也是如此。只不过这种差别很小，可能无法被发现，甚至可以被忽略。

但是，倘若看到有的人，一只眼睛看上去完全正常，而另一只眼睛的眼皮耷拉着，甚至眼睛完全睁不开，需要用力抬眉毛或者皱额头，更有甚者，抬高下巴仰起头才能看见东西，这肯定是存在问题了。

正常眼

耷拉眼

这究竟是怎么回事呢？

首先，这样的小朋友很有可能遭遇了一种疾病——上睑下垂！

其次，上睑下垂至少包括肌源性、腱膜性（老年性或者外伤手术后）、神经源性（如动眼神经麻痹、霍纳综合征、颌动瞬目综合征）、机械性（外伤、肿瘤等）和假性（如甲状腺相关眼病）五种类型。其中，肌源性又可以细分为先天性和后天性（比如肌强直综合征、进行性肌营养不良及重症肌无力等）。在这里我们重点说的，则是先天性上睑下垂。

那为什么会得先天性上睑下垂这种病呢？

在前面的章节中我们已经知道，主要负责睁大眼睛的肌肉叫作提上睑肌（有点儿像负责向上拉窗帘的绳子）。如果它发育不良，或者负责支配它的神经发育异常，那么它就不能正常工作（窗帘便升不上去了），于是眼睛就不能睁大甚至都无法顺利睁开，自然就会出现上面"大小眼"的情况。当然，如果两只眼睛的提上睑肌都发育异常，那么双眼就都睁不开了！

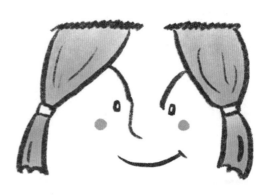

接下来是一个很重要的问题，这种疾病会有哪些危害？

最重要的危害——影响视力发育

先天性上睑下垂就是形觉剥夺性弱视最常见的病因，由于上眼皮不能正常睁大，会遮挡小朋友的瞳孔，所以光线不能正常进入眼内，从而影响视力发育。

最难看的危害——影响容貌精神

先天性上睑下垂的小朋友看上去总是一副无精打采、没睡醒的样子，而且为了抬起眼皮，会经常抬眉、皱额头，长此以往便容易形成皱纹，而长时间抬高下巴，仰头看东西，脖子也会很不舒服，时间久了还会影响脖子肌肉的发育和脊柱的正常发育。

最隐匿的危害——影响心理健康

眼睛一大一小使身边聚集了异样眼光，这会对小朋友的心理健康产生不利影响，导致性格变得内向，不愿意和同龄人玩耍，还会产生自卑心理。

所以，在这里要特别提醒爸爸妈妈，如果小朋友存在上述症状和表现，一定不要忽视，应尽早带小朋友去医院完善相关检查，尽早明确病因。

那么，如果真的患有先天性上睑下垂，该如何是好？这种病能治好吗？

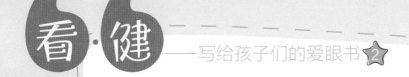

令人欣喜的是，这个问题的答案是肯定的。"先天性上睑下垂"不仅可以治疗，而且如果能尽早及时治疗，效果还非常好！

治疗先天性上睑下垂一般可采用手术矫正的方式，不过手术矫正的时机通常需要进行评估。

小朋友应当在 1 岁左右接受评估。

如果经评估，其弱视发生风险较高，则可以选择贴胶条或者遮盖好眼的方法，强迫小朋友使用患眼去看世界，以防止弱视的发生。

需要注意的是：鉴于儿童肌肉组织发育还不成熟，若手术开展得过早，术后效果反而不好；若手术过晚，则又会对小朋友心理发育造成影响。因此经综合考虑，一般会在学龄前（如3岁左右）实施手术。

一表读懂"先天性上睑下垂"与"面神经麻痹"（又叫"面神经炎"，主要影响面部表情肌肉的运动）

比较	先天性上睑下垂	面神经麻痹
最常见病因	提上睑肌发育异常	病毒感染
额纹（脑门皮肤上的皱纹）	明显加深	消失
面部表情	正常	不能抬眉、闭眼、鼓气和噘嘴
口角歪斜	无	有
溢泪（眼里含着泪）	无	有
眼别（哪只眼）	可单眼、可双眼，单眼多见	绝大多数为单眼
主要治疗方法	手术治疗	非手术治疗

温馨提示：刚才我们已经知道，上睑下垂至少包括五种情况，所以小朋友眼睛"一大一小"不一定都是肌肉的问题，具体情况还需要请专业医生加以鉴别。

小朋友们，现在你明白眼睛"一大一小"是怎么回事了吧！

05

阿姨，我才不是"斗鸡眼"呢！

　　有一天，隔壁邻居张阿姨突然大惊小怪地指着我说："哎呀，快看这小家伙是不是'斗鸡眼'啊？"

　　才不是，我只是在朝她做鬼脸呢！

　　"斗鸡眼"，指的是双眼黑眼球朝中央靠拢的形态，就像鸡打架时眼睛的样子，还称"对眼"。如果小朋友黑眼球的位置在自然状态下看上去不那么居中，则要关注是否存在斜视的问题。

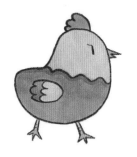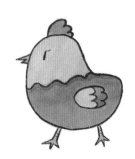

　　不过，"斗鸡眼"也并不一定就是"真性"的内斜视。

让我们来了解一下，最常见的"假性"内斜视——内眦赘皮。

内眦赘皮是指遮盖内眼角垂直的半月形皮肤皱褶，常与遗传、生理解剖等先天性因素有关。

说得更直白些，内眦赘皮其实就是内眼角皮肤过多，遮挡住了白眼球，从外观上看，黑眼球向内靠拢。

如果小朋友存在内眦赘皮，则外观感觉上似乎双眼黑眼球都向中间靠拢，很像"斗鸡眼"的形态，但其实这仅仅是外观的异常，并不存在真正的斜视及眼球运动问题，一般不会影响视力发育。

不需要特殊治疗，有内眦赘皮的小朋友多数随年龄增长、鼻梁逐渐发育饱满，外观得到明显改善甚至赘皮完全消失。

那么"真性"内斜视会对眼睛产生什么危害呢？

"真性"内斜视，简单讲，就是两眼相对位置的不正常（即双眼不对称），其中一眼出现向内偏斜。

首先，"真性"内斜视会影响双眼视功能。长期斜视的小朋友可能会永久丧失双眼视功能（详见第一册），尤

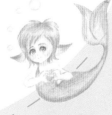

其患内斜视的小朋友，可能因此影响精确的定位能力和手、眼、脑的灵活配合能力，长大后难以完成精细作业。

其次，"真性"内斜视会影响外观与容貌。谁不希望自己容貌端正，人见人爱呢？长期的指指点点，或是另眼相看，会对孩子的生理与心理的发育、发展等造成不良影响。

此外，"真性"内斜视还存在"先天""后天"之别。

先天性"真性"内斜视指的是出生后 6 个月以内发生眼球向内偏斜。

表现为一眼向内偏斜或者双眼交替（一会儿左眼斜、一会儿右眼斜）向内偏斜，这种类型的患者偏斜角度通常很大。

处置建议：尽早做手术。多数医生认为应在患者 1 ~ 2 岁时进行手术。

后天性"真性"内斜视则为出生后 6 个月以后发生眼球向内偏斜，又可分为调节性与非调节性两种。

调节性内斜视，顾名思义就是可变的内斜视（有时出现斜视，有时不出现斜视，或者有时斜视度数大，有时斜视度数小），常发生于 2 ~ 3 岁。患儿通常会伴有中高度远视，眼球的偏斜可通过戴眼镜部分或完全矫正。

非调节性内斜视的发病年龄一般在 2 岁以后，经散瞳验光检查后不能通过戴眼镜减轻斜视程度。

处置建议：后天性"真性"内斜视确诊后应先做散瞳验光检查，如有远视，先戴足量矫正眼镜 6 ~ 12 个月。如果内斜完全矫正，则不必手术，继续戴镜即可治愈；如戴镜 6 ~ 12 个月以上，内斜仅减轻或无变化，则应尽早手术。

重大认识误区——"斜视仅仅是眼球位置异常，斜视治疗只是为了外观好看，小儿斜视无须（或无法）治疗，可以等到长大后再做手术矫正"。

"不！不！不！"

斜视绝不仅仅是双眼的相对位置异常（双眼不对称）引起的外观问题，它会进一步引起双眼视功能（双眼一起协调看的功能）异常！应当尽早积极治疗，不能等！

06

侧眼看人，他真的不是故意的

有的小朋友似乎总是侧着脸、斜着眼睛，看东西是这样，看人也是这样。被这样看着的人自然觉得心里不舒服，但说句公道话，他真的不是没有礼貌，而是他的眼睛可能出了问题。

发现小朋友存在侧眼看人的现象，爸爸妈妈应当尽早带他去医院进行详细检查。有的小朋友可能只需要改变一下生活习惯，但还有一些小朋友则被确定罹患"间歇性外斜视"这种疾病。

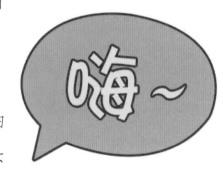

什么是"间歇性外斜视"？

"间歇性外斜视"属于儿童常见眼科疾病，主要表现为正位和斜位交替变换的斜视（即眼睛一会儿正常，一会儿斜视）。随着病情进展可能会加重，变为恒定性外斜视（成为永久性的）。

为什么有的小朋友会得这种病呢？

"间歇性外斜视"的病因尚不十分清楚，可能与大脑融合功能不足、神经支配不平衡、眼外肌发育异常、屈光因素，以及调节集合功能异常等诸多因素有关。

哪些症状出现时家长要高度警惕？

症状一：斜视，间歇。

最常见的是，平时眼球正常，但看远处物体或想事情走神儿时容易发生眼球偏斜。最初仅在看远处时发生斜视，随着病情进展，间歇性外斜视发作的次数与时间均有所增加，最后发展到看近处时也可发生眼球外斜。此外，疲劳、生病时，也可能出现眼位偏斜，这些都提示存在"间歇性外斜视"的可能。

症状二：畏光，单侧。

在户外阳光下，小朋友常因怕光而闭合一侧眼睛，如果有这种情况，一定要警惕。

症状三：复视，自述。

斜视的小朋友看同一物体时，大脑中枢不能将双眼视物融合为一，而感觉为两个影像，所以会表达看到的东西"重影"。

症状四：疲劳，视觉。

视疲劳包括自觉眼睛干涩、视物不清、眼睛发红、流泪等，有的小朋友还可能出现头疼、头晕、焦虑、烦躁等症状。

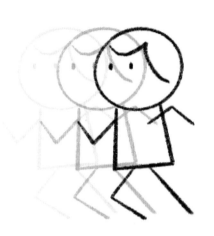

"间歇性外斜视"该如何进行治疗呢？

保守治疗：对于斜视度很小且经常有变动的间歇性外斜视患者，可以先观察。

手术治疗：手术为最主要的治疗方法。若斜视出现的频率高，斜视角度大，长此以往会影响双眼视功能，建议尽早手术。

除此之外，还有一些小朋友看东西的时候除了习惯斜着眼睛，还喜欢歪着脑袋。如果在外科就诊排除了颈椎和颈部肌肉的毛病，那还需要到眼科就医，因为这很有可能是患上了另一种常见的斜视——上斜肌麻痹。

"上斜肌麻痹"，顾名思义，指的是"上斜肌"这条肌肉发生了麻痹，或者是支配"上斜肌"的神经——滑车神经出现了麻痹，结果导致"上斜肌"运动功能障碍，出现眼位偏斜。

于是，"上斜肌麻痹"的小朋友在向前注视物体时，一只眼（正常眼睛）向正前方看，另一只眼（存在问题的眼睛）轻度上斜视，因为双眼位置不对称，造成看东西是重影的。

此时，小朋友往往会歪头去看东西，而经过这一番角度调整，两只眼的物像便会合二为一，从而避免了出现重影。可见他并不是脖子出现了问题，而是眼睛存在问题。

尽管对于"上斜肌麻痹"的小朋友遮挡一眼后，他歪着头、斜着眼睛看人或物的模式可以随之消失，但对于歪头严重的小朋友，应当尽早行眼部手术矫正，以防长此以往引起面骨、颈椎、脊柱的畸形。

当斜视得到矫正后，小朋友将不再歪着头、侧眼看人或物，不仅外观看上去更加美观、漂亮，双眼的视功能也会慢慢恢复，从而达到斜视的功能性治疗目标。

07

宝贝，眼痒难忍？千万别揉！

春暖花开，秋风落叶，甚是美丽。

然而偏偏每到此时，有的小朋友就会打喷嚏、流鼻涕，不仅浑身感到刺痒，甚至眼睛也奇痒无比，于是忍不住去抓挠身上、按揉眼睛，简直是坐立不安，甚至还会影响饮食起居、学习生活。

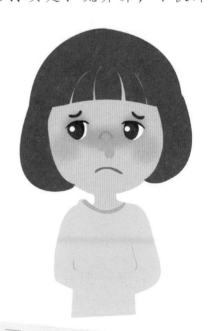

这是怎么回事呢？

原来，这竟然是因为"过敏"。"过敏性结膜炎"就是这样一种疾病，它引起的眼睛瘙痒，比疼痛更难以忍受。

什么是"过敏性结膜炎"？

"过敏性结膜炎"指的是结膜对外界过敏原产生的超敏反应，这属于一种免疫反应，通常累及双眼，而且反复发作。

这种疾病多见于特应性体质的人，这类人往往会同时患湿疹、哮喘、过敏性鼻炎等。

"过敏性结膜炎"主要分为五种类型：季节性过敏性结膜炎、常年性过敏性结膜炎、巨乳头性过敏性结膜炎、春季角结膜炎、特应性角结膜炎。

哪些表现可能在提示小朋友患有过敏性结膜炎呢？

A. 眼痒。这是最常见的症状，特别是患春季角结膜炎的小朋友，可以用"奇痒难忍"来形容。

B. 眼红。结膜充血，即眼睛的白眼球发红，是那种粉嫩粉嫩的红，不是深红或者暗红色。

C. 黏性分泌物。眼睛里总有黏黏的白色丝状物，上下眼皮感觉像是被胶水粘在了一起。

D. 流泪、怕光等。

E. 频繁眨眼、揉眼，以减轻或缓解眼部干涩、痒、磨等不舒适的感觉。

当出现上述这些症状时，小朋友们一定要及时告诉爸爸妈妈，让他们带自己去医院就诊，否则时间一长，养成了不良的眨眼习惯，那就很难恢复了！

"过敏性结膜炎"对眼睛有危害吗？

有的。

尽管这种疾病在一般情况下不会影响视力，但是长期过敏会损伤白眼球表面结膜组织（如杯状细胞等），从而导致干眼症等问题。

而那些病变严重者会损伤黑眼球（即角膜），特别是患有春季角结膜炎的小朋友，可能会得角膜炎，甚至角膜溃疡、角膜白斑，进而最终影响视力。

重要提醒：宝贝，眼痒难忍？千万、千万、千万别揉！

为什么医生对小朋友揉眼睛如此担忧呢？

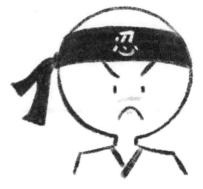

其一，会加重眼痒。

因为揉眼时眼睛里的一些组织细胞（如肥大细胞——一种免疫细胞）内的

致痒物质会被"揉""挤"出来，进一步加重痒感。

其二，会影响视力。

长期揉眼会对黑眼球施加力量，引起角膜变形，出现圆锥角膜（角膜类似圆锥形改变），最终会影响视力。

有没有什么快速有效的办法能缓解这难捱的症状呢？

当然有。

首先，要去除和远离过敏原、停用致敏的产品。常见的过敏原包括花粉、粉尘、虫螨、动物皮毛、棉麻织物及羽毛、角膜接触镜等。尽量避免接触过敏原，如清除房间的毛毯、毛绒玩具，用杀虫剂灭虫螨，佩戴口罩防止接触花粉，停戴角膜接触镜，等等。

其次，可局部冷敷眼部或天热时待在空调房内；用生理盐水冲洗眼睛等。

最后，为减少阳光刺激，可佩戴深色眼镜，讲卫生，不要用脏手揉眼睛等。

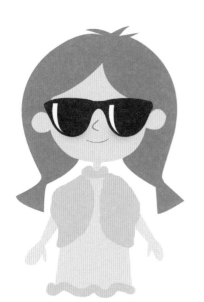

以上方法都是居家日常处理的措施。不过，对于小朋友眼部不舒服，爸爸妈妈最好还是带宝贝到正规医院就诊，医生可能会为小朋友开具口服药物和局部滴眼药水治疗。

眼痒难忍？千万别揉！宝贝，记住了吗？

08

红宝石般的"兔兔眼"是麻烦

小白兔的眼睛，像红宝石般闪亮，不过要是这样的眼睛出现在我们身上，那可就是大麻烦了！

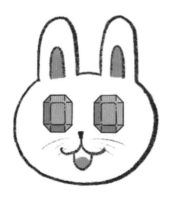

很多人都认为"红眼病"是一种传染病，不过我们俗称的"红眼病"其实就是——急性结膜炎！

"急性结膜炎"多见于春、秋季节，起病较急，多为双眼先后发病，间隔一周左右，表现为睑结膜及球结膜（即白眼球）明显充血，结膜囊内（也就是眼睛里）可见大量黄色脓性分泌物或水样分泌物。

那小朋友为什么会得"急性结膜炎"呢？

这种结膜炎症的诱因最可能就是感染，如细菌、病毒、衣原体等。常见的细菌有金黄色葡萄球菌、肺炎链球菌等，常见的病毒有腺病毒、肠道病毒等，还有可能是沙眼衣原体感染。

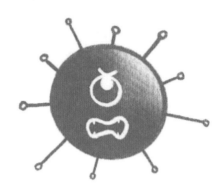

眼部出现哪些症状，应高度警惕急性结膜炎？

早期——症状轻，干涩，有痒感、异物感，眼睑轻度肿胀，结膜（白眼球）充血，颜色发红，结膜囊（眼睛内）内有少量黄色脓性分泌物或水样分泌物。

中期——随着感染加重，异物感加重，同时可能伴随流泪、畏光（角膜可能受损）等。

后期——较重者眼睑肿胀明显，结膜充血加重，呈赤红色，结膜囊内分泌物增多，睑结膜可能还会有白色膜状的物质附着。

特别提醒：宝宝的年龄越小，感染就越重。

年龄特别小的患者则更容易发展为重症，表现为眼睑高度肿胀致睁眼困难，或者严重怕光不能睁眼，一旦发生严重的眶蜂窝织炎和角膜病变，就会影响视力。

当出现这些症状时，爸爸妈妈务必尽早带宝宝就医！

为什么有"红眼病"的小朋友早晨起床时睁眼困难呢？

遭遇"急性结膜炎"后，眼睛的分泌物会异常增多。由于夜间睡眠时眼睛处于相对静止状态，潴留的分泌物在睑缘及睫毛处变干，甚至结成黄痂，上下睫毛会被粘在一起，于是清晨就睁不开眼睛啦。

那这可怕的"红眼病"会不会影响视力呢？

一般情况下不会，不过严重感染导致角膜受损就可能会影响视力了。

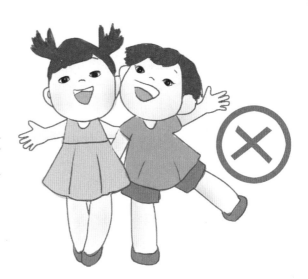

听说"红眼病"会传染，这是真的吗？

是的，而且这种病的传染性还比较强。"红眼病"的传播方式主要是接触传播，通过直接或间接地接触患病者的眼部分泌物感染，比如接触患病小朋友使用过的毛巾、水盆、玩具、文化用品等，与患病小朋友拥抱、握手等都可发生接触传染。

接下来我们看看，得了"红眼病"该怎么办。

首先，要及时到医院诊治，以便由专业医生确定处方，为患者提供适宜的抗生素滴眼液及眼膏。

其次，可以局部冷敷，以减轻水肿等不适症状；眼睛分泌物较多时，可用生理盐水冲洗结膜囊。

最后，注意眼药水及眼膏均应专人专眼专用，避免交叉感染；外出时最好戴上太阳镜，以防眼睛受到刺激。

小朋友的眼睛敏感而娇弱，怎样做才能避免得"红眼病"呢？

第一要务，自然是增强体质。感冒或其他全身疾病均可导致身体免疫力低下，眼睛免疫力也会随之下降，若这时恰好有细菌或病毒入侵，就很容易诱发此病。

此外，一定要注意卫生，勤洗手，切记不要用脏手揉眼睛；不与其他人共用个人物品，从源头上切断感染途径。

这样，被"红眼病"骚扰的可能性就明显下降啦！

09

咦，为何眼皮鼓了个包？

"大夫，我们突然发现孩子眼皮上有个疙瘩……"

"医生您看，就睡了一觉的工夫，孩子眼皮鼓起来了！"

"您好，我们孩子已经做了三次手术了，怎么这疙瘩没完没了，又长出来了啊？"

经常有家长带着类似疑问找到儿童眼科医生，希望得到答案。

而这些家长的宝贝们都有一个共同特点——大多数是在不经意间发现眼皮有一个鼓起的小包，不疼不痒，似乎没有什么不适。

这究竟是什么情况呢？

别急，这就是我们此篇的话题——"霰粒肿"。

"霰粒肿"是什么？它又是如何形成的呢？

霰粒肿，规范名称是"睑板腺囊肿"，是指在睑板腺排出管道阻塞和分泌物潴留的基础上形成的睑板腺慢性炎症肉芽肿。

还记得第一册里的"眼睑，世界上最美的'窗帘'"这一章节吗？其中提到了"油脂加工厂"。

我们了解到，眼睑内有睑板腺组织。正常情况下，睑板腺的脂质分泌物通过睑板腺管输送到睑缘（眼皮边缘）的睑板腺开口，在睑缘开口处分泌物流出形成泪液的表层，对眼睛有保护作用，可以防止泪液过度蒸发，避免眼睛干涩，并起到润滑和滋润眼睛的作用。

然而有的小朋友睑板腺排出管道发生了阻塞，于是睑板腺腺体分泌的油脂不能排出，引起潴留，从而形成了睑板腺囊肿。

当里面堆积的分泌物越来越多时，就会进一步引起局部"肿大、突起"，看上去就如同鼓起的小包。

对了，这就是"霰粒肿"。

"霰粒肿"有什么表现呢？

特点：悄无声息地来！

通常小朋友的全身，尤其是眼睛没有任何不适，不知不觉眼皮就长个"包包"出来。

早期：无自觉症状。

可发生于上下眼皮的任何部位，多发生于上眼皮，可以是一个，也可以是多个，大小不一，小如绿豆粒大小，大的可如玉米粒。

过程：形态多样化。

初始，睑板腺分泌物单纯阻塞逐渐变大，皮肤面可触及一圆形硬结，即表现为单纯的硬包。

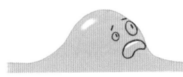

其后，若单纯的硬包向皮肤表面发展，则会逐渐形成红色肿物，肿物破溃后排脓，皮肤继而呈暗红色，严重者组织增生，形成瘢痕。

倘若单纯硬包向睑结膜面发展，逐渐增大，则外表看不到一丁点儿异常，但会自睑结膜面破溃，并排出其中的胶样内容物，那么在破溃处会逐渐形成小肉球样的肉芽组织，此时小朋友的眼睛就会有异物感，常有分泌物黏着。

有没有早期发现的方法呢？

长"霰粒肿"是一个慢性过程，不是一两天就能感受

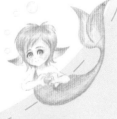

到的。尤其是早期，外观几乎看不出异常，小小的肿块要用手仔细触摸才能被发现。

教你一个小窍门看看能不能"触摸"到——轻轻闭上眼睛，用食指分别从上、下眼皮一侧轻柔地滑到另一侧，一旦感觉皮肤下面有凸起物，即圆溜光滑的小疙瘩，就要警惕患霰粒肿的可能，需要去找专业医师看看啦。

应该如何治疗呢？

早期正确的治疗至关重要！

如果能早期发现，小的霰粒肿可保守治疗，如局部热敷及滴消炎眼药水，治疗及时，小肿物一般可自行吸收。

倘若没能及时发现，霰粒肿逐渐增大，保守治疗很难使其自行消退，后期只能手术切除。

其实，"霰粒肿"最让人头疼的问题还是反复发作。

为什么"霰粒肿"容易复发？

小朋友的自身体质特点、生活习惯、睑板腺结构等都与"霰粒肿"复发有关。加上人眼睑内的睑板腺有很多条"管道"，上睑30~40条，下睑20~30条，任何一条"管道"发生阻塞引起分泌物潴留，都会形成一个"霰粒肿"，于是反复发作的概率就更大了。

最后，给大家四个预防"霰粒肿"复发的生活小建议。

其一，腥发刺激，尽量少吃。

其二，注意卫生，不要揉眼。

其三，粗细果蔬，饮食均衡。

其四，坚持锻炼，增强体质。

10

"针眼"可不是针扎的眼儿

小朋友，你知道吗，医学上的很多命名都非常有趣，比如，就眼科疾病而言，"针眼"不是针扎的眼儿，"麦粒肿"的"麦粒"指的也不是能吃的米，而"蜂窝织炎"的"蜂窝"更不是指蜜蜂的窝……

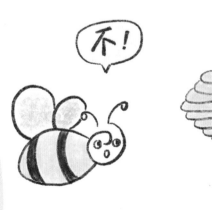

如果某天我们突然发现自己的"眼皮又红又肿，一碰就疼，眼睛也睁不开"，那就要注意很有可能眼皮发生了感染，也就是大家俗称的"针眼"。

而这百姓口中的"针眼"在医学上属于眼科疾病"麦粒肿"的其中一类。"麦粒肿"分为"外麦粒肿"和"内麦粒肿"两大类，"针眼"特指"外麦粒肿"。

"外麦粒肿"究竟是啥？

外麦粒肿，又称外睑腺炎，小名"针眼"，是指睫毛毛囊周围的腺体（睑缘腺）或变态汗腺（睫毛腺）感染引起的急性化脓性炎症。简单理解就是由睫毛根部腺体组织感染引起的急性炎症。

中文很有意思，有外就有内，那什么是"内麦粒肿"呢？

内麦粒肿，又称内睑腺炎，是睑板腺的急性化脓性炎症或睑板腺囊肿，即由"霰粒肿"继发感染引起，多数因葡萄球菌通过睑板腺开口进入，从而引起睑板腺的炎症（详见"咦，为何眼皮鼓了个包？"章节）。

"外麦粒肿"的三大经典表现——

其一，局部表现为红、肿、痛，即受累眼睑皮肤红肿，

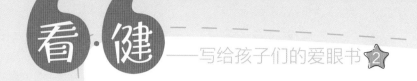

触摸感到皮温升高，且一碰就有疼痛感。

其二，硬结破溃。眼睑皮下可摸到局限硬结（小硬疙瘩），数日后软化，表面破溃可有脓液排出，红肿、疼痛亦随之减轻。

其三，全身症状。体质较差、抵抗力较低的宝宝，或遇到较强致病菌，其眼部局部炎症可向周围其他腺体扩展，形成多个脓点，严重者还会出现全身中毒症状，如寒战、发热等。

"内麦粒肿"的两个重要表现：

其一，轻度红、肿、痛。由于睑板腺组织致密，因此炎症主要局限在睑板腺内的狭窄区域内，故眼睑红肿、疼痛症状不如外麦粒肿患者强烈。

其二，脓头破溃。晚期结膜面的黄色脓头可从睑结膜面自行破溃，流入眼睛，也可在睑板腺开口处排出，其后红肿自行消退。

得了"麦粒肿"后该怎么办呢？

早期：保守治疗。"麦粒肿"初期因为炎症较重，主要采取保守治疗措施。如：局部冷敷，滴抗生素眼药水抗感染；对于合并全身症状者，应卧床休息，全身给予抗生素治疗。

晚期：手术治疗。当皮肤或结膜出现脓头时，最好给予手术切开引流（即将脓液彻底放出来），这样有利于病变快速恢复。

重要提示："麦粒肿"切记不可挤压！

不管是"内麦粒肿"还是"外麦粒肿"，在炎症期不能挤压，否则炎症将会向眶内或颅内扩散，进一步引起"眶蜂窝织炎"或"海绵窦炎"。

因为眼睑及面部静脉与身体其他部位不同，缺少静脉瓣，没有保护性阻挡，一旦局部挤压"麦粒肿"，则会引起海绵窦血栓，造成生命危险！

遇到"麦粒肿"，在此再教你两个小妙招，即冷敷和热敷。不过需要注意的是，冷敷、热敷可不是随便敷哦！

炎症较重时——冷敷；炎症局限后——热敷。千万别弄错了，否则会适得其反呢。时机选择不对，比如在炎症初期就盲目采取热敷，可是会加重病情的。

生活中想预防"麦粒肿"的复发，方法有三。

方法一，禁忌食用辛辣刺激、油腻食物，清淡饮食，多吃蔬菜、水果。

方法二，认真洗手，注意个人卫生，避免感染。

方法三，停止佩戴隐形眼镜。

最后，还要特别提及"麦粒肿"炎症扩散后的并发症——眶周蜂窝织炎！

"麦粒肿"多数是眼睑局部红、肿、热、痛，但如果炎症扩散，导致眼睑（眼皮）全部红肿，那可要当心出现"眶周蜂窝织炎"这个严重的问题了。

"眶周蜂窝织炎"是眶隔前软组织的感染，表现为整个眼皮明显肿胀，眼睑弥漫性红肿，可伴有球结膜水肿，病情严重的小朋友还会出现全身症状，如发热等。

一旦患上"眶周蜂窝织炎"，必须及时、积极治疗，口服或静脉输注抗菌药物，以免炎症向眼眶内进展，从而引发颅内感染、败血症等并发症，危及生命。

看来，人体结构真的非常精密，牵一发而动全身，哪怕只是看上去不怎么起眼的眼皮红肿，都不可小觑啊！

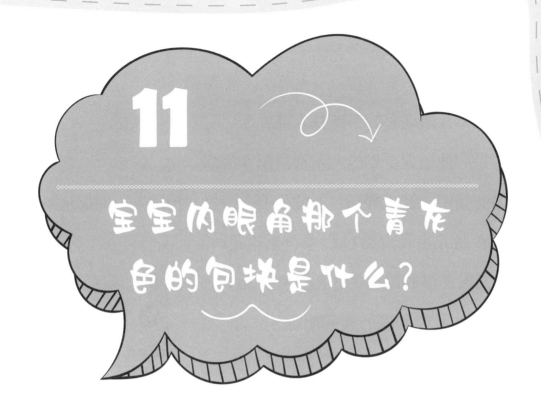

11

宝宝内眼角那个青灰色的包块是什么?

"大夫,我家宝宝怎么一生下来内眼角就有个包块呢?"

"医生,我家宝宝一出生眼角为什么会有个'洞',有时'洞口'还有水流出来呢!"

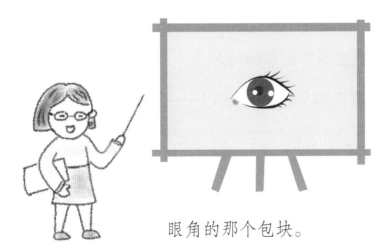

在儿童眼科门诊经常会遇到这样的爸爸妈妈,他们非常担心自家宝宝眼角的那个包块。

这是病吗?严重不?应该怎么处理呢?

现在就为大家揭晓答案，宝宝眼角的包块，一般都呈青灰色，这确实很可能是一种疾病——先天性泪囊囊肿。

"先天性泪囊囊肿"是什么病？

它是一种较为少见的儿童泪道阻塞眼病。

之前我们已经了解到，人的眼泪会通过"泪道"（即排水系统）排出。在胎儿生长发育过程中，无论是位于泪总管的瓣膜阻塞了"上排水口"，还是位于鼻泪管下口的瓣膜阻塞了"下排水口"，均会使泪囊中潴留的液体（如羊水、黏液）无法正常排出，进而形成泪囊囊肿。

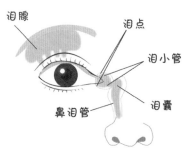

因此"先天性泪囊囊肿"又被称为新生儿泪囊羊水囊肿、新生儿泪囊黏液囊肿。

"先天性泪囊囊肿"究竟啥样？

"先天性泪囊囊肿"的典型表现——呈哑铃形（中间细，两头圆形凸起）。

圆形凸起的 A 端是位于宝宝内眼角下方（泪囊区）皮肤的青灰色包块。由于宝宝免疫力低下，囊肿很容易继发感染，皮肤表面肿块区随之出现红、肿、热、痛表现，严重者可局部皮肤破溃，乃至形成瘢痕，影响面部容貌。

圆形凸起的B端为鼻腔内的囊肿（用特殊鼻部检查内镜可在鼻腔里看见包块）。这是囊肿向下增大，经过鼻泪管进入鼻腔而形成的。因为囊肿占据了鼻腔的空间，所以症状较为严重的宝宝可能会出现哺乳困难、呼吸急促等表现。

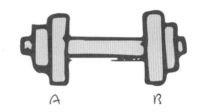

如何判断是否存在"先天性泪囊囊肿"呢？

既然是胎儿时期发病，那么检查工作就是在胎儿时期进行，具体方法是通过产前B超准确诊断。

如果没有进行相关检查，那么在宝宝出生后，根据其内眼角局部青灰或蓝灰色肿物，结合B超所见泪囊肿物，或鼻内镜可见突入鼻腔的肿物，就可判断确诊。

得了"先天性泪囊囊肿"该怎么办？

第一步，保守治疗最关键。

如果宝宝被确诊为"先天性泪囊囊肿"，先不要着急，单纯的"先天性泪囊囊肿"有自发缓解的可能（比如打个喷嚏、使劲哭闹，都有可能使得阻塞膜自行破裂，进而使症状缓解），故可以先考虑保守治疗，包括局部按摩和抗生素眼药水点眼预防感染（具体方法务必遵医嘱执行），有部分宝宝可通过保守治疗而痊愈。

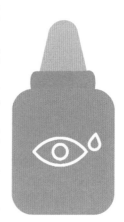

第二步，手术治疗效果好。

如果经过保守治疗无效，为降低继发感染的可能性，应尽快选择为宝宝实施手术。而那些鼻腔受累，病情已经对呼吸造成严重影响的宝宝，则需要尽早进行手术治疗。

该怎么帮助那个眼角有个"洞"，"洞口"还能流出水来的宝宝呢？

首先，我们需要知道，这个"洞"叫"先天性泪囊瘘"。这个小"洞"开口于泪囊区对应的皮肤，并通过一个细小的管腔与泪囊相通。

那这个奇怪的"洞"又是怎么形成的呢？

一切还得回到胎儿时期。泪道在胚胎发育过程中就像树枝枝条发芽一样，由近及远，泪囊向上不断延展分化出上、下泪小管，向

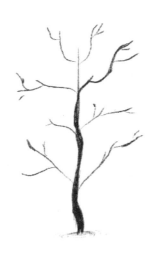

下也会延伸形成鼻泪管。瘘管就是泪囊在分化过程中"多"长出来的枝条，这"多余"的枝条向外生长，从皮肤破"土"而出，便形成了瘘管。

估计大家最关心的问题是，这个瘘管有危害吗？需要治疗吗？

其实大多数宝宝不会有任何的眼部不适，甚至有时自己都难以发现，此时无须治疗，只需静静观察，如有变化，及时就医即可。

但也有一部分宝宝会流泪，即从瘘管处常会有清亮的眼泪流出，结果造成瘘口处皮肤偶有湿疹样改变，那就可以考虑施行泪道冲洗治疗，配合局部抗生素点眼，之后，症状基本就能得到缓解。

还有少数宝宝因为同时还伴有泪道阻塞、慢性泪囊炎等问题，所以细菌容易在瘘管繁殖，引起反复继发感染，这个时候就建议考虑手术切除，避免眼睑皮肤反复感染，进而导致皮肤形成瘢痕，影响宝宝的外观。

12

迷眼了？千万别揉！

成语"眼不著砂"出自《扪虱新话·陶渊明不见督邮》，比喻容不得看不入眼的人和事，形容对坏人坏事深恶痛绝，而这个词本来的意思是眼睛里不能容一粒沙子。

仔细想想，确实如此。眼睛是敏感而脆弱的，哪怕只是风吹过时飞扬的尘埃落在眼里，都会令我们难受得流泪。然而生活中，各种东西都可能意外进入我们的眼睛却又是不争的事实，这就是人们常说的"迷眼"。

春天沙尘，夏夜蚊虫，秋季多风，冬季雾霾……在外玩耍的小朋友经常会遭遇小虫误入、风沙迷眼。不仅如此，日常生活中，毛发、铁屑、指甲、铅笔木屑等，一不留神，都可能造成"迷眼"。

"迷眼"后，小朋友会有什么不适感呢？

对于这些不该进入眼睛的外来物质，我们统称为"异物"。通过之前的介绍，我们知道眼球的表面是角膜和结膜，因此，根据异物存留的位置，可以将其分为"角膜异物""结膜异物"和"角结膜异物"。

请注意，异物所在位置不同，眼部不适的表现也不尽相同。

如果"迷眼"后小朋友感觉眼睛异物感明显且不愿意睁眼，眼红、流泪，那么很可能是"结膜异物"，倘若是昆虫类异物入眼还会引起明显的结膜水肿。

而凡是"迷眼"后眼部主要为明显的疼痛感，伴有畏光（怕光）、流泪、

结膜

角膜

异物感，这样的情况则可能是"角膜异物"，这是因为角膜表面分布着丰富的感觉神经。严重的"角膜异物"会引起角膜组织感染、发炎，使本来透明的角膜变混浊，从而导致视物模糊。

迷眼时，我们该怎么办？

在这里要特别提醒大家：迷眼了，千万不要揉！

迷眼时，眼部异物感会比较明显，很多情况下，别说小朋友，就连大人都可能下意识用手揉眼睛，但这真的是一种非常错误，乃至有害的做法。

异物软硬、大小迥异。碰上柔软的异物（如小虫、毛发等），按揉后负面影响还稍小；遇到坚硬的异物（如沙子、铁屑等），揉眼很容易导致异物划伤、扎伤黑眼球（即角膜），甚至引起病原体感染，从而大大加重眼部损伤。

所以我们一定要牢记：异物入眼，不要用手揉眼睛！

既然不能揉眼，迷眼后我们究竟能做些什么呢？

首先，静等流泪。

遇到异物入眼（注意，这里指的不是化学物品飞溅入眼，而是常见的沙砾、飞虫等异物，化学物品要根据其酸碱特性和毒性现场紧急处理，并第一时间就近就医），要冷静下来，轻轻闭上眼睛。因为正常情况下，受到异物的刺激，眼睛会很快分泌眼泪，待泪液流出后，可尝试轻轻眨眼睛，异物有时可以随着眼泪的流出被带走。

接下来，轻翻眼皮。

如异物没能随着眼泪流出而被带走，则可在他人的帮助下，用洗净的手指轻轻翻开眼皮，找到异物后，再用洁净的湿棉签或纱布轻柔地把异物沾出来。

最后，及时就医。

如果经过上述两种方法的尝试仍无法取出异物，则说明异物与眼睛的组织粘连很牢固或者"藏"在比较隐蔽的位置，那就需要及时到医院由专业医师进行处理了。

迷眼可以预防吗？

小朋友们年龄小，充满好奇心且生性好动，情绪也不很稳定，自控力及自我保护能力较弱，因此更容易遭遇各种意外。不过要是能做好以下防护措施，异物入眼也是可以预防的。

措施一，提高对潜在危险的防范意识，养成主动保护眼睛的习惯。比如在玩耍时，最好远离沙土，避免追逐打闹，以防沙石等异物入眼，甚至导致眼外伤。

措施二，科学使用必要的防护用品。年龄稍大的小朋友，在进行对眼部可能存在潜在安全威胁的活动或运动时，需要佩戴防护眼镜和面罩。

措施三，遇到风沙较大的天气，尽量减少外出，不得不外出时要做好防护。小朋友可以罩上细网眼、能透气的纱巾或面纱，注意佩戴时不要影响呼吸，更不能勒住颈部。

措施四，异物入眼后避免揉眼，更不可强行取出异物，以免造成不必要的损伤。

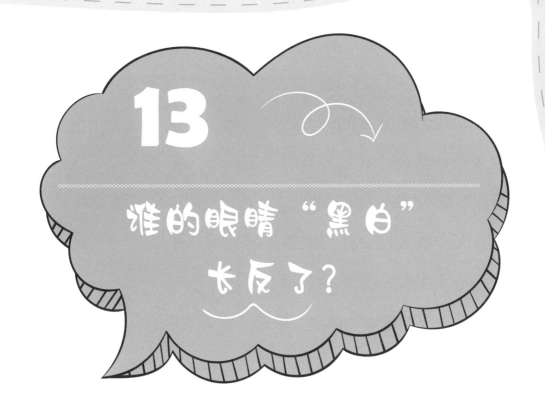

13

谁的眼睛"黑白"长反了？

我们的眼睛，白眼球在外，黑眼球在内，黑白双色却帮我们看到了五彩斑斓的美丽世界。在老少咸宜的动画片《蜡笔小新》中，5岁的野原新之助却是黑眼球大大的，中间是小小的白色瞳孔，这样的画风可爱、呆萌，还带着一丝丝智慧和幽默，让人非常喜欢。

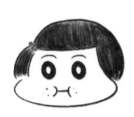

但现实中，倘若有"黑白"长反了的眼睛，即白眼球（巩膜）变黑，黑眼球（角膜）变白，那可就成了大麻烦！眼睛变成这样，不仅视线中五光十色的精彩世界会就此变得模糊不清，甚至连视觉都可能消失。听上去是不是异常可怕？这绝不是危言耸听哦。

最常见的"白眼球变黑"——巩膜黑变病。

"巩膜黑变病"属于先天发育性巩膜颜色异常，表现为眼球前部巩膜（即我们平常看到的白眼球）表层为紫灰色色素斑，其边界清楚，不高出巩膜，形态不规则，可大可小。

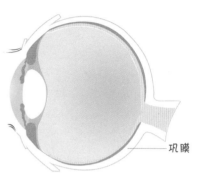

巩膜

尽管大多数人没有任何眼部不舒服表现，一般不需要特殊治疗，但有时该病可能同时出现太田痣（额部、眼睑、面部皮肤青灰色色素斑）及继发青光眼，因此要特别关注以下两点：

其一，这样的眼睛是否伴有眼压高（详见"前房、后房——眼球内竟然有'套间'？！"章节）或青光眼等相关改变，如答案为"是"，则应及时进行相应治疗。

其二，紫灰色色素斑斑片的范围在较短时间内扩大、颜色较快加重时，需要及时去眼科就诊，请医生协助诊断、治疗。

最常见的"黑眼球变白"——先天性角膜发育异常和角膜炎。

首先来看看"先天性角膜发育异常"是怎么回事。

"先天性角膜发育异常"是因为先天性角膜发育障碍或宫内感染（即胎儿在母亲肚子里感染了病毒或者衣原体等）引起角膜组织先天性混浊，此类疾患通常可同时伴有眼部其他组织异常。

此时，如果混浊的部位位于黑眼球周边，一般不会影响视力；但如果混浊的部位恰好位于黑眼球中央，刚好挡住光线的进入，那就会影响视力，严重者可能需要进行角膜移植（即换角膜）。

接下来，再了解一下什么是"角膜炎"。

我们已经知道角膜（详见"角膜是什么？——透明玻璃贴的世界"章节）是由排列非常规则的胶原纤维构成的，它像玻璃一样是透明的。一旦发生"角膜炎"或者角膜遭遇外伤，炎症破坏了其原本的规则结构，它就变得不再透明，表现为黑眼球上出现白色的混浊。有时混浊得到及时治疗还可以变回透明，但若治疗不及时或炎症比较严重，最终就很可能留下永久的白色瘢痕。

除了黑眼球变白，患有"角膜炎"的小朋友还有以下典型表现。

表现一，白眼球变红。黑眼球（角膜）与白眼球（巩膜）相邻，炎症蔓延至白眼球，导致结膜血管充血、扩张所致。

表现二，眼痛、怕光、流眼泪。黑眼球（角膜）有丰富的感觉神经末梢，发炎时，这些神经末梢受到炎症刺激，会使人感到眼痛、怕光，并流眼泪。

表现三，视力下降。黑眼球（角膜）变白，最终变成白色瘢痕。瘢痕若位于黑眼球中央，则会影响光线进入眼内，使视力下降。

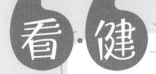
引发"角膜炎"的原因有哪些?

导致"角膜炎"最主要的原因是感染,即不同的病原感染引起。

细菌性角膜炎:因为不注意用眼卫生,用脏手揉眼导致细菌入眼,再加上自身免疫力差,进而引起结膜、角膜的炎症反应。

病毒性角膜炎:这也是角膜炎常见类型,可同时合并结膜、皮肤(眼睑皮肤表面出现红肿、疱疹)等相关表现,并可有感冒症状。

真菌性角膜炎:多由植物划伤眼睛后引起。如被树叶划伤眼睛,干农活时被麦穗扎到眼睛……这类感染潜伏期较长(即感染后很长时间没有发病),早期症状多不明显,因此很容易被忽视,等到症状明显时,治疗起来就困难了。

衣原体角膜炎:也是大家常说的"沙眼"。过去"沙眼"属于比较重要的致盲性眼病(影响视力致盲),不过现在已经较少见了。

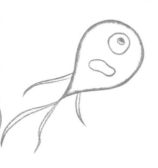

棘阿米巴角膜炎:最常见,由患者佩戴被污染的角膜接触镜所致。棘阿米巴原虫普遍存在于空气、水和污染物中,一旦角膜接触镜和护理液被其污染,就容易导致此病。

如何避免遭遇"角膜炎"？

A. 严格注意个人卫生和集体卫生。勤洗手，认真洗脸，不用手（尤其是脏手）揉眼睛。

B. 对于急性期的患者，应注意隔离，避免发生交叉感染。日常生活用品单独使用，注意清洁消毒。

C. 注意对眼睛的防护，防止划伤、擦伤等情况发生，可根据实际需要佩戴防护眼镜。

D. 小朋友发生眼外伤或有异物进入眼睛后，要及时发现，并第一时间告知爸爸妈妈，立即就医，切勿自行处理。

E. 如经眼科医生确认，适合佩戴隐形眼镜，应学会如何正确使用，并注意清洁卫生。

F. 要养成良好的生活习惯，多吃应季的新鲜水果、蔬菜，结合自身身体状况适当锻炼，增强个人体质。

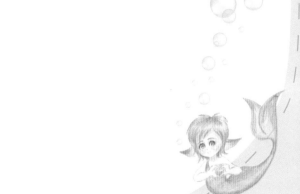

14

SOS，当化学物质意外进入眼睛……

"坏了坏了，医生快给看看，洗发水进到孩子眼睛里了！"

在急诊经常会遇到家长慌慌张张带着边哭闹边捂着眼睛的小朋友来就诊，焦急的心情一目了然。

询问原因，多半是因为生活中比较常见的化学物质意外入眼，比如洗发水、漂白粉、消毒液、洗衣液、肥皂水等，林林总总。这些日化用品尽管在生活中并不少见，也为我们的生活提供了很多便利，但确实还是会对眼睛造成不同程度的伤害，这在医学上属于"化学性眼外伤"。

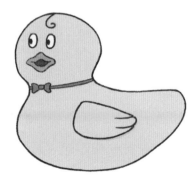

关于"化学性眼外伤"的医学定义。

化学物品的溶液、粉尘或气体接触眼部所致眼部损伤在医学上称为"化学性眼外伤",其中尤以"酸""碱"眼灼伤最为常见。

"酸"主要包括"强酸"和"弱酸"。工业用的硫酸、盐酸、硝酸等为"强酸";生活中的醋酸,酸性食物、液体等为"弱酸"。

"碱"主要包括"强碱"和"弱碱"。工业用的石灰、碱液、氨水等为"强碱";生活中的洗发水、洗衣液、肥皂水等为"弱碱"。

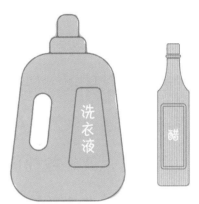

遭遇"化学性眼外伤"时眼睛会有哪些表现和损伤?

化学物质可能会对眼球表面造成广泛损伤,严重者很可能会影响视力。

首先,眼部受伤后会即刻出现明显的刺激症状,如灼痛、异物感、畏光、流泪、眼睑痉挛,甚至视物模糊等。

其次,化学物质会对眼球组织造成损伤。轻者可能仅表现为结膜充血、水肿、角膜上皮剥脱等;重者则球结膜高度水肿、苍白缺血,角膜(黑眼球)混浊水肿,角膜和角膜缘可以完全被破坏;特别严重者可影响角膜,甚至破坏整个眼球，最终影响视力，乃至致盲、眼球萎缩等。

深度解析，化学性物质是如何引起眼部损伤的。

第一维度，不同的化学物质对眼睛的局部损害作用原理不尽相同。

比如，高锰酸钾是"氧化"作用，盐酸、硝酸是"还原"作用，各种碱液是"腐蚀"作用，硫酸是"脱水"作用，等等。

简单讲，就是各种化学物质通过各自的化学机制，对眼睛造成相应损伤。感兴趣的小朋友可以在接触化学课程后认真学习，掌握更多神奇的科学知识。

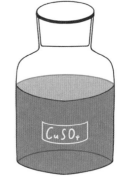

第二维度，眼睛的受损程度与遭遇化学物品侵袭的多个细节相关。

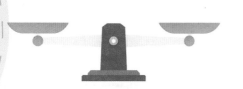

总体来说，眼睛的损伤程度与化学物质的性质、浓度、剂量、接触时间、接触面积等有关，也与化学物质穿透眼球壁的能力有关。

化学物质穿透眼球壁的特性分为两种——"脂溶性"和"水溶性"。

"脂溶性"是指物质能在非极性溶剂中溶解的性能。在生物中，脂溶性物质可以穿过细胞膜。

"水溶性"，狭义地讲，指物质在水中的溶解性质；广义地讲，指物质在极性溶剂中的溶解性质。

位于眼球壁最外层的黑眼球（即角膜）和白眼球（即巩膜），其不同组织成分对"脂溶性""水溶性"两种特性物质的亲和力不尽相同，因此，一般情况下，化学物质需要同时具备"脂溶性"和"水溶性"这两个特性才容易通过眼球壁。

但如果化学物质是高浓度的"酸""碱"，那人类的眼球壁可是完全没有抵抗能力，很容易被毁坏的。

此外，酸、碱类不同物质对眼部组织的破坏程度也不一样。

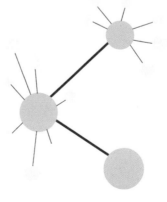

碱性物质可以与眼组织中的脂质发生皂化反应（一种化学反应），形成的化合物既有"脂溶性"，又有"水溶性"，所以碱性物质很容易渗入眼内，破坏眼内组织，从而引起较严重的损伤。

大多数"酸"与眼组织接触后，会使组织蛋白凝固。由于凝固的蛋白不溶于水，可以在损伤表面

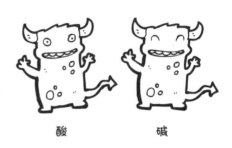

酸　　　碱

形成屏障，从而在一定程度上阻止酸性物质向深部组织渗透，故而酸性物质引起损伤一般较为局限。但需要注意的是，强酸可以像碱一样渗入眼内，因此会造成同样严重的眼部损伤。

万一遭遇"化学性眼外伤"，我们能做些什么？

切记，化学物质与眼接触时间的长短决定其对眼睛的损伤程度，也就是说，接触时间越长，损伤越严重，预后越差，这就是所谓的"损害的时间依赖性"！

因此，处理此类问题，要与时间"赛跑"，急救应争分夺秒。

急救第一步：冲洗。

冲洗有"秘籍"，就地使用大量清水或其他水源（自来水、井水、河水均可），尽快彻底冲洗眼部，从而减少眼部损伤。由此可见，构成"秘籍"的四要素分别为——

A.就地。这样才能尽可能争分夺秒。

B.使用大量清水或其他水源（自来水、井水、河水均可）。

C.时间不少于30分钟，彻底冲洗眼部。

D.扒开上下眼睑，让小朋友尽量转动眼球，注意尽量彻底冲洗结膜囊（详见第一册"隐匿的角落——结膜囊"章节），以便能将眼内残留的化学物质尽量冲出，为后期进一步救治奠定基础。

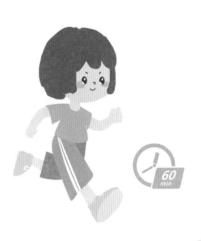

特别提示：对于特殊物质，务必要"先擦后冲"。

有些特殊的化学性物质（如浓硫酸、生石灰）遇水会产生大量热量，直接冲洗会进一步造成眼部热灼伤，给眼部带来二重伤害，因此应先用棉签等将其从结膜囊内尽量擦除后，再做冲洗。

急救第二步：就医。

冲洗完后必须立即去医院进行进一步治疗！

"化学性眼外伤"可以预防吗？

因为化学性眼外伤伤势常较为严重，有些小朋友甚至因此失去视力，所以最好的手段就是预防，尽量避免发生。

措施一：加强对爸爸妈妈及小朋友的安全宣教工作。

措施二：避免可能会引起化学性眼外伤的行为，远离致伤物。

措施三：日常注意安全，在进行有潜在危险的操作时常规戴好防护眼镜。

措施四：潜在风险区域（如化学实验室或工作场所）就近确保设自来水装置或放置水盆，每日换水，以供急救之用。

措施五：普及急救知识，让爸爸妈妈及小朋友都知道，一旦化学物质意外入眼，切勿惊慌失措，一定要在送医院前进行彻底的眼部冲洗。

15

弱视，懒惰的眼睛？！

眼睛还分勤快和懒惰吗？

是的。

英文"lazy-eye"，懒惰的眼睛，简称"懒眼"，说的就是今天的主角——弱视。

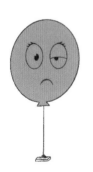

我们已经知道，小朋友们是一点一点长高的，视力也是一点一点提高的。5～6岁时，有的小朋友可以达到成人的视力，也就是视力表上标记的1.0左右。

但在一些特殊情况下，某些小朋友尽管

眼睛结构并没有什么问题，视力却达不到同龄小朋友的正常水平，比如 3~5 岁，视力在 0.5 以下；6 岁以上，视力仍在 0.7 以下，这种情况就叫弱视。还有一种情况，有的小朋友两只眼睛的视力不一样，如果相差视力表的两行及以上，视力低的那只眼也为弱视。

弱视主要有哪些表现？

最主要表现：视力低下。这个很好理解，就是字面上的意思：视力不佳。

最奇怪表现：拥挤现象。小朋友们是否在早、晚高峰时间乘过公交车或者地铁？对，就是那种拥挤的感觉。设想一下，如果你看到的一行行排列整齐、相互间隔的字，彼此重叠，挤在一起，会是什么感觉？

视力表上的"E"字又被叫作"视标"。弱视小朋友对于单摆浮搁的"视标"，其识别能力是正常的；但看向由一个个开口方向不同的"视标"排成若干行的视力表，就会感觉相邻的视标"挤"在一起，视标之间的轮廓会相互影响，故而造成分辨困难。这就叫作"拥挤现象"。

最降维表现：立体视觉降低。我们之前已经知晓，立体视觉建立在双眼融合功能的基础上，如果有任何一只眼发生视力降低，立体视觉都会受到不同程度的影响。弱视的小朋友就会遭到这样的"降维打击"。

那么弱视又有哪些危害呢？

正常情况下，两只眼睛的视力相近，看东西的清晰度也一样，这样才能同时借助两只眼睛一起去"看"，叠加出清晰的影像，物体的远近显示明确，并能产生精准的立体感。

如果眼睛存在弱视的问题，不仅无法看到 3D 电影呈现的立体效果，甚至还会影响以后的职业选择（对视力有较高要求的航空航天飞行员、警察、医生等职业均无法尝试）和生活的便利（比如不能考取驾照）。

既然弱视有这么多危害，那如果得了，怎么办呢？能治疗吗？视力还能恢复正常不？

万幸啊，与很多疾病不同，弱视不仅能治，而且早期治疗效果真的很不错哦。

那治疗弱视的黄金期是什么时候呢？

记住了，8 岁之前。

也就是说，在此之前，越早发现，越早规范治疗，弱视就越容易被最终治愈。所以，一旦确诊为弱视，爸爸妈妈应当赶紧带孩子去正规医院进行专业治疗。

知道了弱视的危害和治疗，聪明的小朋友肯定会好奇，弱视是怎么形成的呢？

那我们就得先从弱视的小名"懒眼"说起啦。

懒眼，顾名思义，就是懒惰的眼睛。

我们可以这样理解，弱视的那只眼睛偷懒了，不为我们的大脑提供清晰的视觉信号；而正常的这只眼睛很勤奋，积极为我们的大脑提供清晰的视觉信号。

结果呢，我们的大脑会慢慢地越来越依赖这只不懒惰的正常的眼睛，那只弱视的"懒眼"得不到督促与锻炼，视力就会越来越低、越来越差。

直到某一阶段，大脑已经忘记了还有一只偷懒的眼睛，干脆关闭了弱视"懒眼"的视觉通道，完全只用那只正常的眼睛获取信息。得，懒眼就此彻底"躺平"……

"懒眼"为什么会变懒？换句话说，引发弱视的原因都有哪些？我们又应该如何避免呢？

原因之一，斜视。

人的眼球之所以能灵活转动，是因为有肌肉在牵拉着眼球，这些肌肉的大名都叫作"眼外肌"。让我们一起来数一数吧，内直肌（向内转）、外直肌（向外转）、上直肌（主要作用向上转）、下直肌（主要作用向下转）、上斜肌（主要作用向内旋转）、下斜肌（主要作用向外旋转）。哦，总共有六条肌肉啊！

正是这些肌肉旗鼓相当、配合默契，我们的眼睛才能"滴溜溜地转"。

如果这六条眼外肌配合不默契、不协调，就会导致两只眼睛不能同时注视同一个物体。其中最常见的，是外斜视，此外还有内斜视、上斜视、下斜视等。而发生斜视的那只眼睛，久而久之就容易变成"懒眼"！

要想避免弱视，就要矫正斜视。

原因之二，屈光不正。

屈光不正包括远视、近视和散光（详见有关远视、散光、近视的章节）。

如果小朋友眼睛屈光不正的度数比较高（通常远视度数大于或等于500度或者散光度数大于或等于200度），并且没有配戴眼镜积极予以矫正，那么双眼都变成"懒眼"的可能性就会增加。

可见远离弱视，就应矫正屈光不正。

原因之三，屈光参差。

《诗经·周南·关雎》中有："参差荇菜，左右流之。"其中，"参差"形容的是"不齐貌，长短、高低不齐的样子"。所以屈光参差指的就是两只眼睛都有屈光不正，但是度数却不一样，双眼远视度数相差大于或等于 150 度，或者散光度数相差大于或等于 100 度，度数高的那只眼睛就容易变成"懒眼"。

所以，如果不想有弱视，就及早发现并矫正屈光参差吧。

原因之四，形觉剥夺。

"形觉剥夺"看起来比"屈光参差"还要难懂。别急，相机要想拍出好的照片，镜头肯定很重要。倘若把眼睛比作一台照相机，一旦镜头被刮花了（如罹患先天性角膜

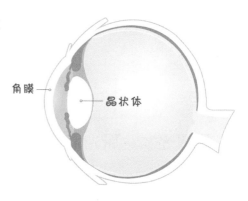

混浊、先天性白内障等，具体将在第三册关于角膜和晶状体章节详述），或者照相前干脆忘了把镜头盖打开（如因先天性上睑下垂遮挡视轴、不适当的遮盖等，详见本册"奇怪，眼睛竟然'一大一小'？"章节），那么就不可能得到清晰、漂亮的照片（看不清楚这个美丽世界了）。

上面这几种情况就叫作"形觉剥夺"，此时形成"懒眼"的概

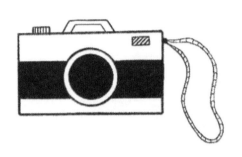

率更大。那么远离弱视，就需早期排除形觉剥夺的原因（如白内障、先天性上睑下垂等）。

好啦，这就是关于"懒眼"的小故事。

懒惰的眼睛虽然"懒"，但如果能早早发现并及时治疗，还是可以重新变勤快的哦。

16

5个"眼外伤"的常见场景

眼睛是人体最重要的器官之一，它美丽、柔软、脆弱，且位于面部，位置暴露，所以很容易受到伤害，比如遭遇"眼外伤"。

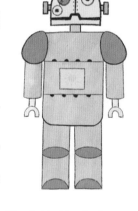

"眼外伤"是指眼球及其附属器（如眼睑、眼眶、眼外肌等）受到外来的物理性（磕伤、坠落伤、辐射伤等）或化学性（详见本册"SOS，当化学物质意外进入眼睛……"章节）伤害，造成的眼结构及功能的改变。

"眼外伤"很常见，尤其是在儿童时期。小朋友自我保护意识差，防范能力也较低，因此"眼外伤"发生率相对更高，严重者甚至因此最终丧失视力。

常见的"眼外伤"按致伤原因可以分为"机械性"和"非机械性"两大类。

机械性眼外伤包括眼钝挫伤、穿通伤、异物伤等（此章节会重点讲解）。

非机械性眼外伤为眼热烧伤、化学伤、辐射伤等（后面章节会有详述）。

下面，就先和小朋友分享一下关于"眼外伤"的相关知识，告诉大家一些紧急处理的方法，希望当小朋友不幸遇到"眼外伤"时，可以冷静地运用学到的急救知识进行自救或救人，从而减少眼睛感染、致盲等的发生。

场景一：摔倒时眼皮破裂，造成出血。

在眼科急诊常常会看到磕破眼皮的小朋友，他们的眼睑皮肤出现裂口，这在医学上称为"眼睑裂伤"。眼睑皮肤菲薄且血供丰富，因此外伤很容易引发破裂、出血，这在儿童"眼外伤"中较为常见。

正确处理方法：应当使用干净的纱布或毛巾压迫包扎，注意保持伤口清洁，并紧急就医。

错误处理方法：用脏手，不干净的毛巾、衣物擦拭或覆盖伤口，均会加重感染。随便使用粉末状止血药涂抹患处，不仅容易引发感染，而且还为后期伤口清理带来麻烦。

场景二：眼睛被钝器（拳头、球类、石头等）击伤或跌倒磕伤后肿胀，皮下出血、瘀青。

由机械性的钝力直接伤及眼部，所造成的眼组织器质性病变和功能障碍，称为"眼钝挫伤"，简单说，就是钝物碰到眼睛引起的损伤。轻者眼睑瘀血肿胀、结膜水肿和皮下出血，一般可自行吸收，不会影响视力。严重者导致眼眶骨折、眼内眶内

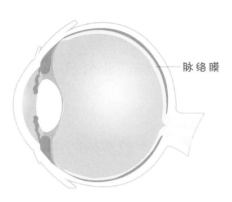

脉络膜

出血、脉络膜（详见第一册"脉络膜——黑色暗箱的多彩世界"章节）裂伤、视神经（详见第三册"这是一条让你能够'看见'的神奇之路——视路"）损伤等，可能会影响视力。

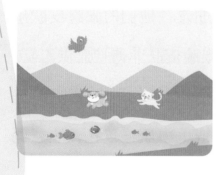

正确处理方法：伤后早期用冰袋或凉毛巾冷敷，以减少出血和组织肿胀，48 小时后无活动性出血（即没有再出血迹

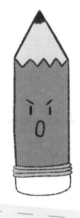

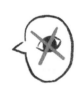

象）可改为适当热敷，以促进水肿消退和出血吸收。若出现视物模糊、变形、重影、眼球胀痛等，要立即就医。

错误处理方法：伤后立即热敷，或揉搓受伤部位，都会加重皮下出血。

场景三：被剪刀、小刀、玻璃、尺子、铅笔等尖锐物品扎伤眼睛。

尖锐物品扎伤眼睛造成眼球穿通伤，可导致眼球壁全层裂开，眼球内部与外界相通，有时可有眼内损伤或眼内组织脱出。受伤后即刻出现眼痛、流泪和视力下降等症状。

正确处理方法：首先制动。伤者应立即平躺，不可挤压和揉搓眼睛，不可擦拭伤口。切记：扎入眼球里的锐器不可自己尝试取出！可用清洁的毛巾或是纱布轻轻包扎眼部并火速就医。切记：不能压迫眼球、颠簸及低头等，以防止眼内容物进一步脱出！

错误处理方法：揉搓、压迫伤眼或擦拭伤口……这些都可能造成眼内容物进一步脱出，加重损伤。

场景四：日常生活中，沸水、沸油、灼热的煤渣或香烟灰溅入眼内。

高温物质，如沸水、沸油、火焰、热气、炙热金属等溅入眼内可引起眼部热烧伤。轻者导致眼睑红斑、水疱，结膜充血、水肿，角膜上皮损伤。重者可引起眼睑、结膜、角膜等部位的深度烧伤，甚至造成组织坏死。

正确处理方法：尽快脱离热源，及时用无菌生理盐水冲洗，清洁降温，并用消毒棉球擦除创面污垢或异物，注意保持创面清洁，紧急就医。

错误处理方法：没能及时脱离热源，也没有对创面快速进行冲洗等降温处理。

场景五：不小心撞伤头部，似乎没有磕破，也没看到有出血。

这种需要紧急就医吗？答案是肯定的。因为有些头部外伤后眼部外观看不出任何异常，但实际上，当头部撞伤，特别是眼眶外上方（大约眉毛尾部的位置）为受力点时，造成眼眶骨质变形的冲击力和反冲击力，会轻易地传向视神经导致损伤，引起外伤后视力严重下降或丧失！小朋友撞伤后往往不能说清楚具体感受，因此更容易被忽视而延误病情，故而应找专业医师进行详尽的眼科检查。

正确处理方法：及时就医，第一时间排除潜在风险。

错误处理方法：觉得没什么事，结果延误处置。

给小朋友和爸爸妈妈的温馨提示：

突发危险时，救死扶伤的医务人员会秉持"大局观""整体观"。

尽管父母对宝贝呵护备至，但生活中难免会有磕磕碰碰，甚至发生意外伤害。

倘若不幸遭遇了全身多发伤合并眼外伤，比如车祸外伤，除了可能伤及眼部，多半还会有肢体骨折、严重的内脏损伤，乃至合并全身严重创伤。

面对此类情况，救护原则是彻底检查伤员的全身情况，分清轻重缓急，救死扶伤。

如果全身伤情很重，则很可能会危及生命，所以要优先救治受损脏器，防止创伤性休克，确保生命安全。待生命体征稳定后，再处理其他局部非致命性创伤，如眼部伤情。

"眼外伤"是儿童致盲的重要原因之一，常导致不可逆的损伤，应当如何做才能降低眼外伤的发生率，预防儿童"眼外伤"呢？

首先，要做好预防宣传教育工作，让每个小朋友都知道预防眼外伤的重要性，强化自我保护意识。

其次，爸爸妈妈们应360°无死角加强监护，对儿童眼外伤采取积极预防措施。爸爸妈妈应保管好危险物品，以避免小朋友接触。在日常活动中，减少小朋友玩耍或使用锐器，即便使用，也要做好防护。比如，购买适合年龄的安全玩具，教会小朋友正确的使用方法；居家使用圆角家具或安装护角，为小朋友营造一个安全的成长环境。

此外，还应加强急救知识的科普和实操训练。当"眼外伤"来临时，掌握正确的紧急处理方法对挽救伤眼极为重要，在自我施救后应及时到专业医院就诊、治疗。

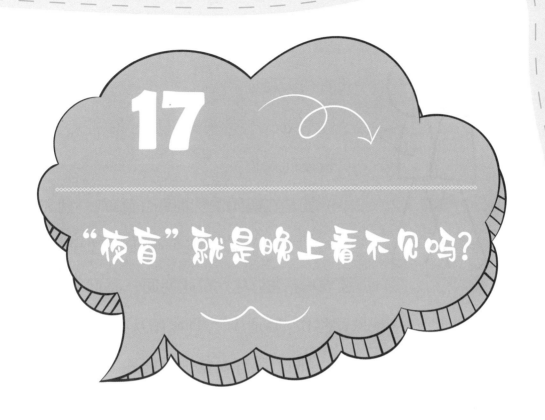

17

"夜盲"就是晚上看不见吗?

"该睡觉啦!明天还得上课呢!"随着妈妈"啪"地关上卧室的灯,周围立即变成漆黑一片。顽皮的小朋友如果没有马上入睡,就会觉得周围的物体在慢慢显影,从一开始什么都看不见,到变得模模糊糊,时间久一点儿,甚至连细节都能看清。

对,这就是眼睛的神奇之处。

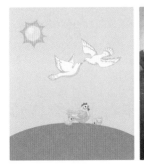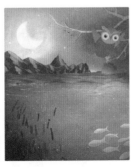

还记得我们讲视网膜时提到的"昼夜两兄弟"吗[详见第一册"视网膜(上),视觉信号成像和转换机"]?

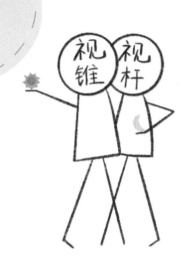

"老大"是视锥细胞，对强光敏感，负责白天视觉。

"老二"是视杆细胞，对弱光敏感，负责夜间视觉。

就是在妈妈关灯的那一瞬间，"两兄弟"开始"交班"，而整个交接班过程需要持续 50 分钟左右。在此期间，我们能逐渐看清周围的物体，这一现象就称作"暗适应"，即眼睛从亮处进入暗处，开始时视物不清，经过一段时间，随着视觉敏感度逐渐提高能觉察暗处的物体的过程。

这是一种正常现象，但今天我们要说的是"夜盲"。

什么是"夜盲"？是到了"夜晚"就变成"盲人"了吗？

肯定不是这个意思。

但是，就像刚才提及的，视网膜中的"昼夜两兄弟"在妈妈关灯的时候"交班"时间延长，或在他们完成"交班"后，我们仍无法看清暗处物体，这一现象叫作"暗适应能力异常"，也就是我们常说的"夜盲"。

因此，"夜盲"指的是夜晚或光线昏暗的环境中看不清物体乃至完全看不见的一种病症。

引起"夜盲"的疾病有哪些?

以"夜盲"为主要症状的疾病包括视网膜色素变性（RP）、维生素 A 缺乏症等，其中以视网膜色素变性（RP）最为严重。

视网膜色素变性（Retinitis Pigmentosa，RP）是一组以进行性感光细胞及色素上皮功能丧失为共同表现的遗传性视网膜变性疾病（即视网膜部分组织发生了病变，影响了视网膜的部分功能）。全球患病率为（1∶5000）~（1∶3000）。

进行性，说明它会持续进展，越来越重。

遗传性，证明它由基因突变或缺失导致。

视网膜色素变性（RP）以"夜盲"为早期出现的症状（通常在儿童期发生），之后患者出现持续的视力下降，无法逆转，最终甚至失明，因此它也被称为"不是癌症的癌症"。

患有视网膜色素变性（RP）的小朋友的眼睛可能遭遇哪些困扰呢?

出现夜盲：这是最常见的症状，也是最早出现的症状，表现为黄昏时户外或室内暗光下活动困难。一旦有这种趋势，请务必提高警惕，爸爸妈妈要及时带宝宝去医院就诊。

视力降低：进行性视力降低。患病的小朋友早期视力也许正常或只是轻度降低，但随着病情进展，视力会逐渐下降。

管状视野：视野是指在人的头部和眼球固定不动的情况下，眼睛观看正前方物体时所能看得见的空间范围。而"管状视野"，就像是拿着管子去看世界，只能看到管子中的空间范围。这就意味着，RP 晚期患者会出现进行性视野缺失，表现为中心视力良好，外周"视野"看不到东西。这样生活也会变得极为不方便啊！

色觉障碍：最常见的是蓝色盲（对蓝色物体不能分辨），而红绿色盲（对红色、绿色物体不能分辨）则较少。

我们怎样做能及时发现 RP？

这就是为什么我们要一起来了解"夜盲"的重要性。

因为 RP 最早期出现的眼睛异常，就是"夜盲"，所以如果感觉在夜晚或暗处看东西困难，就要第一时间去医院就诊，详细检查后就能及时发现这种疾病。

那患有 RP 的小朋友怎么治疗呢？

因为 RP 的发病机制比较复杂，所以很遗憾地告诉大家，目前的治疗方法只能延缓疾病的进程，不能完全治愈。

不过我们也看到了希望，医学的发展是迅猛的，目前已经出现了一些新的治疗方法，包括基因治疗、干细胞疗法等。也许在不远的将来，这种"不是癌症的癌症"就能被治愈了。

导致"夜盲"的可不止有RP，还有大名鼎鼎的维生素A缺乏症哦。

有维生素A缺乏症的小朋友的眼睛又有哪些异常呢？

此症多发生于4岁以下，以双眼为多见，在夜间或暗光下不能看见物体，不过因为小朋友还太小，所以一般不太容易被及时发现。

这类疾病主要因饮食中维生素A含量不足引起。随着生活水平的提高，现在生活中单纯因为摄入维生素A不足而患此类疾病的，已经很少了。目前，维生素A缺乏症更多见于婴幼儿腹泻、慢性消化道疾病及人工喂养的婴儿。

为什么维生素A缺乏会引起"夜盲"？

作为弟弟，视杆细胞负责夜间视觉，对弱光敏感，与暗适应相关，而其内的感光物质是视紫红质，由视白质、视黄质两种物质结合而成。

维生素A可是合成视黄质的重要物质，相当于"原料"。因此一旦身体缺乏维生素A必然引起视紫红质合成减少，于是对弱光敏感性下降，"夜盲"也就由此产生了。

好消息，维生素 A 缺乏完全可以预防。

首先，保证均衡营养的摄入，正确的母乳喂养和恰当的辅食添加，可以使婴幼儿在成长过程中获得充足的营养。

其次，倘若出现胃肠道疾病，有吸收问题或额外丢失，应及时补充富含维生素 A 的食物，如胡萝卜、菠菜、哈密瓜、牛奶等。

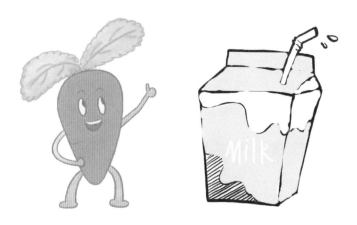

希望每位小朋友都能远离"夜盲"的困扰哦！

18

警惕！黑眼球上的"黄/白色"反光

最近，妈妈偶尔会发现宝宝有一只眼的黑眼球存在黄/白色反光，这是怎么回事？疑惑的妈妈决定赶紧带孩子去就诊。

这位妈妈的这一举措简直太对了，值得所有人称赞。

因为这奇怪的黄/白色反光，可能提示孩子得了一组疾患中的某一种病，医学上称之为"白瞳症"。

在"瞳孔——无价的相机'光圈'"章节中，想必大家已经了解到，正常的黄种人瞳孔从外表看是黑亮的，能随着光线的强弱变化缩小或扩大。但是有些宝宝的瞳孔不是黑色的，而是白色或黄白色的，这就是"白瞳症"。

"白瞳症"不是特指一种疾病，而是以"白色瞳孔"为主要症状，可能造成严重后果的一组疾病。从瞳孔到眼球内通路间的任何组织（如晶状体、玻璃体）发生白色混浊、眼球内组织增生（如眼内恶性肿瘤、视网膜病变致纤维组织增生）等都可引起此症。

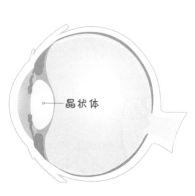
晶状体

这类疾病有一个共同的特点：瞳孔失去了正常颜色（不再是黑色），变成了黄色、黄白色或者白色。

哪些疾病会使小朋友出现"白瞳"呢？

这类疾病还真挺多的，接下来介绍比较常见的三种情况，它们分别是"视网膜母细胞瘤"（严重的恶性肿瘤，简称 RB）、"先天性白内障"和"早产儿视网膜病变"（简称 ROP）。

"视网膜母细胞瘤"——恶性疾病的"猫眼样"反光

"视网膜母细胞瘤"是眼内最常见的恶性肿瘤，不但会影响小朋友的视力，甚至还会对其生命构成威胁！

成因：此病具有独特的"猫眼样"反光，容易单眼发病，常见于3岁以下的小朋友，肿瘤起源于视网膜组织［详见"视网膜（上）——照相机的感光底片"章节］，可向眼球内或沿眼球壁生长，早期不易被发现。当肿物较大时，呈白色或黄白色的肿瘤组织可以通过瞳孔被看到，其独特的反光使得眼睛看上去好似猫咪的眼睛，因此被称为"猫眼样"反光。

非常遗憾的是，这种恶性疾病很难被早期发现！因为小朋友的年龄较小，不能自己表述视力差等感受，所以很难被及时发现。定期给小朋友做专业健康体检（含眼睛体检）不失为一种及时发现眼睛异常的好方法。

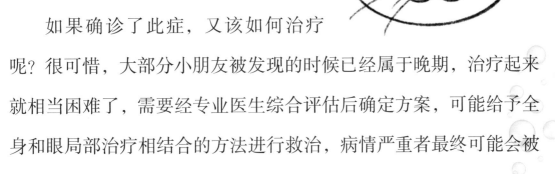

如果确诊了此症，又该如何治疗呢？很可惜，大部分小朋友被发现的时候已经属于晚期，治疗起来就相当困难了，需要经专业医生综合评估后确定方案，可能给予全身和眼局部治疗相结合的方法进行救治，病情严重者最终可能会被摘除眼球甚至失去生命。

"先天性白内障"——轻重不一的"白色"混浊

"先天性白内障"表现为晶状体（详见"晶状体——

完美的'镜头'")混浊,甚至全白,有的是在宝宝出生前即存在,有的则是于出生后1年内逐渐形成,可单眼或双眼发生。

成因:罹患"先天性白内障"的病因至少包括两类,即遗传因素和非遗传因素。就遗传因素而言,以常染色体显性遗传最为常见,也就是说和爸爸妈妈的基因有关。而非遗传因素中环境影响占多数,如果妈妈在怀孕期间(妊娠2~3个月)遭遇病毒(主要是"风疹病毒")感染,由于那一时期晶状体的囊膜尚未发育完全,不能抵御病毒的侵犯,因此宝宝就容易发生白内障。

患有"先天性白内障"的儿童除了拥有典型的"白瞳"外,还伴有其他表现:

A. 视力下降:婴幼儿白内障宝宝,特别是单眼患病者,因为还有一只眼睛视力正常,所以宝宝大多并无明显异常表现,结果病情反而容易被耽误。

B. 斜视:长期白内障会影响宝宝的视力,导致视力低下或双眼视力不平衡,久而久之,黑眼球就容易逐渐偏斜。

C. 眼球震颤:严重白内障患者的视力常在0.1以下,因为总看不清楚东西,长此以往,黑眼球就变得好像钟摆一样,摇来摆去,闪动不定,无法固定看一个物体。

D. 畏光:晶状体混浊引起光散射(光被发散开了),所以畏光(怕光,在光线强时感到不舒服、不愿睁眼)症状明显。

值得庆幸的是，如果能够早期发现、早期治疗，"先天性白内障"的治疗效果还是非常好的。小患者经过手术治疗，再配合戴镜和视觉训练，最终可以像完全正常的小朋友一样，享受明亮快乐的生活。

"早产儿视网膜病变"——经典的"白色瞳孔"

"早产儿视网膜病变"又叫作晶状体后纤维增生症，顾名思义，本病与早产有关，其次还与低出生体重、高浓度吸氧相关。

成因："早产儿视网膜病变"的"白瞳"常见于严重的视网膜病变［详见"视网膜（上）——照相机的感光底片"章节］，广泛结缔组织增生和机化膜形成，导致视网膜全脱离（即柔软的视网膜增生硬化后从眼球上剥脱），整个玻璃体内（详见"玻璃体——眼球内巨大的'透明支撑球'"章节）充满白色机化组织，由于其位于晶状体后面，所以使得瞳孔区呈现出"白色"改变。

这类疾病的早期发现仰仗于常规眼底筛查（具体筛查时间听医生建议），通过筛查，不仅可以早期发现病变，及时给予药物或者手术治疗，关键是治疗效果还非常不错。另一方面，目前的预防方法不多，主要是在不影响原治疗效果的前提下，尽量控制早产儿的氧疗时间。

患有"白瞳症"的小朋友的视力，乃至身体健康均可能受到很多不良影响，希望大家提高警惕，对黑眼球上的"黄／白色"反光绝不能掉以轻心。

19

"散光"世界的朦胧月色

贺铸在《江城子》中这样写："坐疑行听竹窗风。出帘栊。杳无踪。已过黄昏，才动寺楼钟。暮雨不来春又去，花满地，月朦胧。"

词句里面的意境固然很美，不过突然发现，如果这朦胧的月色下的景物都影影绰绰、模模糊糊的，不就是"散光"宝宝看到的世界吗？

很多小朋友都会感到好奇，什么是"散光"呀？

别急，我们先来看这样一个神奇的现象。

请爸爸妈妈帮忙，将一支筷子放进盛满水的透明玻璃杯中，之后我们会发现，水面上下筷子的连接处竟然是"打折"的而不是"笔直"的状态。

这是因为水面之上的"空气"是一种物质（介质），水面之下的"水"又是另一种物质（介质），"空气"和"水"两种物质（介质）的密度、材质都不相同。

于是筷子的"光线"由一种介质进入另一种不同折射率的介质时，会发生前进方向的改变，看上去就像"打折"了一般，而这种现象在眼光学中即称为"屈光"。

平行的光线进入眼内，如果由于眼球在不同子午线上"屈光"力不等，导致光不能聚集于一点（焦点），也就不能形成清晰的物像。

因此，"散光"就是眼睛"屈光不正常"的表现之一。

山水花鸟、日月星辰，这些客观事物之所以能被我们看见，都是借助于眼睛这个感觉器官。

外界远（天空）、近（手边的图画书）物体发出（如太阳）的或反射出来（如月亮）的光线，不论是平行的（如激光）还是分散的（如电灯），都需要经过眼的"屈光系统"折射后，集合成像于视网膜上。

人眼的"屈光系统"是由角膜、房水、晶状体、玻璃体构成的。

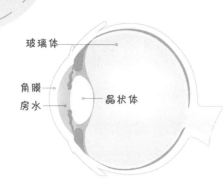

小朋友们想必已经知道，我们的眼球是近似球形的，这个球形"看向"外面世界的"窗口"前沿就是之前介绍过的角膜和晶状体。

如果眼球角膜或者晶状体出现一些问题，光线就会被发散，从而不能聚焦在视网膜上，进而形成"散光"。

那谁是引起"散光"的"要犯""元凶"呢？

答案就是——角膜的弧度不正常！

很久以前，人们以为地球是个巨大的平面。

后来科学证实，地球近似球形。

人的眼睛和地球一样，也是近似球体，所以贴合在其上面的角膜当然也不可能是平的，而是有自己合理的弧度。

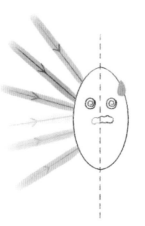

正常情况下，角膜各个方向的弯曲弧度都是一样的。只有这样，我们看到的物体，无论是怎样七扭八歪、凹凸不平的奇怪造型，光线最终才能汇聚在同一个平面上，并在视网膜上呈现出清晰的图像。

一旦角膜弯曲弧度发生了改变，无论是不够圆还是不那么平滑，都会形成多个汇聚点，导致光线无法汇聚到同一个平面上，也就是"屈光不正常"，结果成像在视网膜前、视网膜上或者视网膜后的图像自然就变得朦胧。

与此同时，若干个清晰和朦胧的图像混在一起，令人无所适从，感到眼花缭乱。于是有"散光"的小朋友看到的东西是变形的，甚至是重影的。

为了看得清楚些，有"散光"的小朋友会试图通过歪头、眯眼睛等办法，期待看到更清晰的图像，然而不幸的是，这些不良的用眼习惯往往又会反过来进一步加重"散光"。

还有一个问题值得关注，那就是角膜各方向上的弧度不一样是怎么造成的。

首先，有一种可能是天生的。

是的，先天性散光是最常见的原因，也就是说，有的小朋友从一出生就存在散光。

不过有的小朋友的散光很轻微，既没影响到视力，也没出现视疲劳等症状，这样的散光不需要戴眼镜矫正。

但如果散光度数大，对小朋友的视力影响较大，就需要经专业医师帮助，采用特殊的小镜片来解决问题。

既然散光大多数是天生的，想避免它，目前我们也是无能为力啊！

其次，不正确的用眼习惯。

无论是不正确的坐姿还是一些对眼睛没有好处的习惯，都可能是形成散光的重要原因。

小朋友们在看书学习的时候一定要保持正确的坐姿，距离书、电脑，要有足够的距离。

千万不要揉眼，因为这种暴力的动作会伤害到娇嫩而精密的眼角膜，影响其正常的弧度，最终导致散光。

既然这些原因都可能导致散光，那小朋友们一定要注意，尽量避免哦。

轻度散光，对视力和视功能一般不会产生影响，所以小朋友可能根本不会有什么不适。比较严重的散光可就不一样了，会有如下表现：

A. 视力减退。这是最常见的表现，即小朋友的近视力、远视力都不好，且严重者会出现复视。

B. 弱视、斜视。散光如果没有得到及时矫正，容易形成弱视（详见"弱视，懒惰的眼睛？！"章节），失去欣赏 3D 图片和 3D 电影的能力，而一旦弱视形成，又可能造成斜视的发生。（请注意，长时间歪头看东西也可能引发斜视）

C.视疲劳。散光的小朋友由于远近视力的下降，常常需要通过自我调节（这是人眼的一种调整机能）来改善视觉质量，长时间的动用调节会进一步引起眼睛疲劳不适、头疼、头晕等症状。

如果你喜欢蓝天、碧海、白云、黄沙，想看清摇曳的花蕊、猫咪的胡须，而不是只能看到迷蒙的雾气、朦胧的月色，那就请一定要爱护眼睛，正确对待散光。

发生散光，既不必过分担心，也不能听之任之。它同近视、远视一样，会影响我们的视力；但也和近视、远视一样，我们可以通过佩戴一种特殊的小镜片进行矫正。

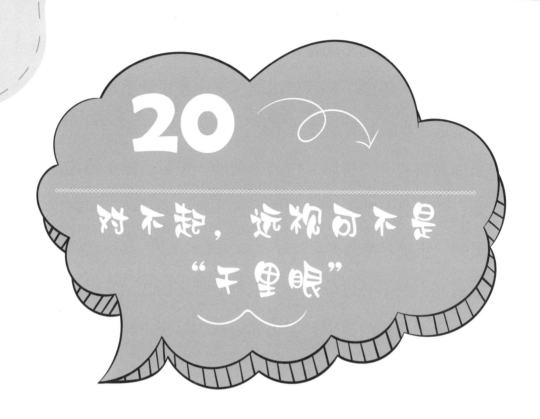

20

对不起，远视可不是"千里眼"

这个世界很神奇，有白天就有黑夜，有严冬就有酷暑……有"近视"就有"远视"？

还真是这样。除了近视眼，真的有远视眼。

近视眼的特点是"看得近"，也就是说，看近处清楚，看远处不清楚。那远视眼是不是就像"千里眼"，能"看得远"，或者看远清楚，看近不清楚呢？

对不起，真相并不是这样的。

有远视的小朋友会有哪些表现呢？

这里有一只可爱的玩具熊。

正常情况下，我们能看到一个神采奕奕、毛发闪亮、眼睛黢黑、身材圆滚的小熊，甚至能看清它背带裤上佩戴的玫瑰。

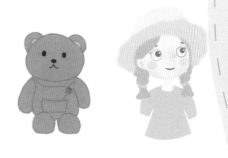

近视的小朋友会跑到小熊身边，和它贴贴，以便看清楚很多细节。那远视的小朋友看到的又是什么样的小熊呢？

远视的小朋友，无论是跑到玩具熊身边还是距离它远远的，都看不清楚漂亮的小熊，只能看到模模糊糊大概其的样子。

最主要的表现：近视力和远视力都不好。

轻度远视（300度以下）的小朋友，可以通过自身的适应性调节（即人眼的一种调整机能），努力看清近处和远处的东西，一旦调节能力不能弥补远视带来的视力影响，就会逐渐出现视物模糊。中高度远视（300度以上）的小朋友，大部分通过调节无法改善视觉质量，因此远、近视力均不好。

最难受的表现：视疲劳。

远视的小朋友由于看近处和看远处都不清楚，所以时时刻刻都需要动用调节能力（就像自动对焦的相机镜头）来尽力看清楚。这样做往往会导致眼睛更容易感到疲劳、不适加剧，如用眼时间久后看东西模糊、字迹串行、眼球酸胀等，严重者还会出现头疼，甚至恶心、呕吐。

最无奈的表现：眼球本身发生改变。

说出来可能会很吓人，罹患"远视"的小朋友的眼球一般会相对偏小一些，而且可能存在"浅前房"（眼球角膜后方与虹膜、晶状体之间的空腔，称为前房，就像一个水流不断的天然储水池。这个空腔变浅，就是浅前房，也就是天然储水池变小了）。这样的结果有可能导致眼内压的改变。眼底最具特征性的改变则是"视盘小"［详见"视网膜（上）——照相机的感光底片"章节］。

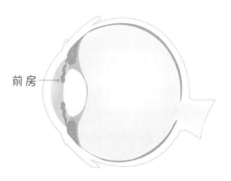

前房

"远视"又存在哪些危害呢？

A.弱视。高度"远视"如果不能及时得到矫正，会影响小朋友的视觉发育，从而形成弱视（详见"弱视，懒惰的眼睛？！"章节）。弱视一旦形成，最直观的表现就是立体视觉受到损伤，小朋友可能再也无法体会到3D电影的美妙。如果错过治疗时机，则可能会造成永久的视力低下。

B.内斜视。前面我们已经提到，远视的小朋友时时刻刻都需要动用调节能力加以适应，长期过度动用调节能力的后果，就可能导致内斜视（详见"阿姨，我才不是'斗鸡眼'呢！"章节）的发生，不仅外观上不好看，还会使视觉功能受到很大影响。

C.影响学习。上学的小朋友因为"远视"看不清黑板和课本，除了更容易出现视疲劳、头疼等不适之外，可能还会造成注意力不集中，不集中便有可能错过老师上课的讲课内容，自然会影响学习的效率。

远视的小朋友要怎样做才能看到清楚的小熊呢？

现在大家都用数码相机拍照，举起手来，随手一拍，就是清晰的画面。

过去的老相机可不是这样的，拍照前，需要先调整光圈，进行"对焦"。这种情况就像用手机拍照时，想要光线、色彩好，需要用手指轻轻点一下屏幕上显示的想要拍摄的区域，拍出的效果就立即会变得更好一样。

当远视的我们觉得看不清楚时，眼球已经在努力"对焦"，尽量通过调节力的改变提升看到物体的清晰程度。

211

如果远视的度数不深，这种调节确实能起到一定的作用。

一旦远视的度数偏大，眼球的这种自我对抗式的调节就不能成功了，此刻就不得不依靠外界的帮助，一种叫作凸透镜（中间厚边缘薄的镜片）的小镜片就派上用场了。

这个小镜片能帮助远视宝宝把成像在视网膜外的小熊成像"拉回"到视网膜上，从而呈现出清楚可爱的玩具熊。

眼睛的构造就是这么神奇！

不过，"远视"到底是怎么回事呢？

一切还得先从眼球说起。

你知道我们的眼球是什么形状的吗？

既然叫眼"球"，自然是接近球形的啦。

前面已经讲过，在这个圆圆的球体最前面有一层结构叫作角膜（透明的玻璃贴），在角膜后面有一个晶状体（透明小镜子），在球体的最后面有一层结构叫作视网膜（感光底片）。

如果眼睛能够清楚地看到远处的小熊玩具，那么说明视觉成像刚好落到视网膜上，这就叫作"正视"。这说明小朋友的视力棒棒哒，既没有"近视"，也没有"远视""散光"。

反之，如果小熊玩具的视觉成像并没有落到视网膜上，而是落在了视网膜的后面，这种现象就叫作"远视"。而之所以光线到达视网膜（感光底片）时没能汇聚成一个清晰的小熊成像，是因为眼球小。

远视的小朋友看到的小熊在光线到达视网膜（感光底片）时还来不及汇聚成一个清晰的小熊成像，于是继续再往后延伸，直到在眼球的后面才呈现出清晰的小熊，结果自然就看不清可爱的小熊啦！

因此，远视和散光的成因相似，先天发育占主要因素，如今看来是没有太好的预防方法。

当然，如果角膜或晶状体出现了问题，也会影响小熊在视网膜上呈现的清晰度，这时候就需要到医院找专业医生排除了，听医生建议是否需要戴镜治疗。

21

"光"是双刃剑，有时也会伤害眼睛

阳光普照，万物生长；月光温柔，朦胧静谧；灯光随身，方便安全……"光"是如此宝贵，给这个世界带来明亮、温暖和希望。

不仅如此，要看见一个物体，"光"是必不可少的条件之一［详见"视网膜（上）——照相机的感光底片"章节］。光是人类视觉产生的必要条件；绿色植物借助光合作用得以存活；医院病房通过紫外线光进行消毒……

光与我们的生活密切相关，是生物生存不可缺少的。不过，小朋友们知道吗，有的"光"会给眼睛带来伤害！

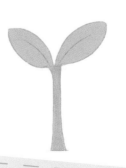

哪些"光"可能伤害我们的眼睛呢?

损伤眼睛的"光"既可能是"自然光源"，也可能是"人工光源"。

其中，"自然光源"主要指的是太阳光，包含可见光、不可见光（红外线、紫外线等）。简单讲，谁敢裸眼直勾勾地盯着太阳光看呢？那样做，很快就会眼冒金星，如果经常如此，还会影响视力。

而"人工光源"，则可能是电灯、电焊光、激光等。同样道理，电焊时，火星四溅，谁又能直视呢？眼被灼伤几乎就是瞬间的事，而且相关异常症状还会逐渐显现出来。

为什么眼睛更容易受到"光"的损伤？

首先是位置独特。眼睛的位置位于面部，非常暴露，且与外界直接接触。

其次是聚光增强。在光线进入眼内的通路上，有眼的屈光间质（如角膜、晶状体、玻璃体），它们有很强的聚光能力，使光进入眼内的"光能密度"增大，也就是说光更强了，因此眼睛容易受到损伤。

其三是吸收力佳。眼组织对多种波长的"光"都能有效地吸收。

正是因为眼睛本身具有上述三个特征，所以更容易受到"光"的伤害。

"光"导致眼部损伤的特点是什么？

很巧，由"光"导致的眼部损伤，也有三个特征：

特点一，反应不同。任何光线只有被组织吸收后才能发挥作用，而且不同的光线吸收后产生的反应也不尽相同，比如可能会有热效应、光化学反应等。

特点二，无形损伤。光损伤眼睛往往是悄无声息的，不知不觉中就已经对眼睛造成了伤害，而不像机械性眼外伤有明显的致伤过程。

特点三，有潜伏期。不同"光"的损伤，可能会有不同时长的潜伏期。也就是说，在接触有害光线后一段时间才出现眼部不适，因此不容易被及时察觉，也更难预防。

接下来，我们就一起来看看四种常见的眼部相关的"光"损伤。

"光"损伤一：可见光损伤——日光性视网膜损伤。

肇事者：可见光。

可见光就是人眼能感受到的光，由 380 纳米（紫色）到 760 纳米（红色）波长的电磁波组成，即我们日常能看到的太阳光。

损害方法：主要通过"热效应"和"光化学反应"损伤眼部。

日光性视网膜损伤，顾名思义，是看太阳光后引起的视网膜损伤。受损伤后，伤者最初畏光（怕光）、眩光，继有视物变形、中心暗点、视力下降等症状。比如在观看日食时，没有做好相应防护，导致视网膜病变。这种损害多局限于黄斑区，导致此处光感受器和视网膜色素上皮细胞的损伤。

"光"损伤二：红外线损伤。

肇事者：红外线。

生活中经常可能会遇到的红外线来自红外烤箱、取暖器、红外夜视仪等。眼睛为红外线作用的主要靶器官之一，如果长期暴露于红外线环境，而无适当防护，就会遭遇危害。

损害方法：产生"热效应"，损伤眼部。

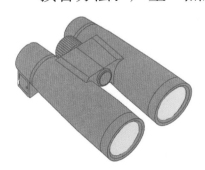

人的眼角膜有丰富的感觉神经，对热感觉很敏感，当角膜温度达到 45℃，会即刻出现角膜疼痛，如损伤角膜基质，

则可出现角膜混浊。红外线也可被晶状体和虹膜吸收，造成白内障，损伤严重的会影响视力。

"光"损伤三：紫外线损伤——雪盲或电光性眼炎。

肇事者：紫外线。

太阳光是紫外线最主要的来源，高原、雪地、水面及冰面皆可大量反射紫外线，其次还有电焊工人在焊接物体时，亦可有大量紫外线产生。这些均容易造成眼部紫外线损伤，称为"雪盲"或"电光性眼炎"。

损害方法：通过"光化学作用"累积损伤眼组织。

紫外线对眼睛的损伤常有潜伏期，一般为3~8小时，比如白天接触的紫外线，直到晚上才发病。这种损害大多累及双眼，表现为先有异物感，其后出现眼剧痛、畏光、流泪、眼睑痉挛、皮肤潮红、结膜充血水肿、角膜上皮点状脱落，多于24小时后症状减轻或痊愈。

"光"损伤四：激光损伤。

肇事者：激光。

小朋友们可能看到过各种各样的手持式激光笔吧，但需要注意，它对我们的眼睛可能存在潜在的危害。

损害方法："热效应"会对眼部不同组织造成损伤。

A. 角膜灼伤。轻者可只损伤角膜上皮；重者可引起角膜内皮混浊，甚至水肿；更严重的可引起角膜溃疡，甚至穿孔。

B. 晶状体混浊。激光可以造成白内障。

C. 视网膜受损。正视激光束可导致黄斑部视网膜脉络膜的严重灼伤，使视力明显下降，甚至失明。

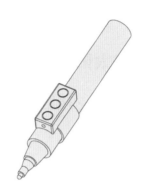

在此，重要的事情说三遍：

请小朋友们绝对不能拿激光笔当玩具玩耍！

请小朋友们绝对不能拿激光笔当玩具玩耍！

请小朋友们绝对不能拿激光笔当玩具玩耍！

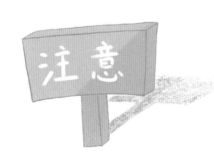

严重的"光"损伤会造成眼睛永久性、不可逆性的损伤，这样的后果，谁也无法承担，因此，预防，也就是避免发生，才是唯一有效的办法。

生活中牢记"三不能"和"三戴镜"，积极预防"光"

损伤！

加强宣教，人尽皆知"三不能"。

不能直视太阳、电弧光、雪地、水面及冰面反光；不能裸眼看日食；不能用眼直接观看激光束。

防护眼镜，如有必要"三戴镜"。

对可见光，在强光下应戴太阳镜；对紫外线、红外线等不可见光，工作时应戴特制的防护眼镜；接触激光时也应戴上相应的防护眼镜。

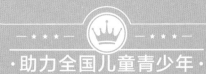

·助力全国儿童青少年·

—— 爱眼、护眼、防控近视行动 ——

看健

写给孩子们的爱眼书

刘薇　郭珍◎主编

3

不当"小近视"

天津出版传媒集团

天津科学技术出版社

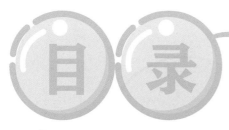

目录

看·健——写给孩子们的爱眼书（3）

01

谢谢你，让我看见这个美好的世界

春有"碧玉妆成一树高，万条垂下绿丝绦"，夏有"接天莲叶无穷碧，映日荷花别样红"，秋有"枯藤老树昏鸦，小桥流水人家"，冬有"窗含西岭千秋雪，门泊东吴万里船"。"水光潋滟晴方好，山色空蒙雨亦奇"的山、水之美，"黄云万里动风色，白波九道流雪山"的云、雪之奇，"林花谢了春红，太匆匆"的林、花之姿，"昨夜雨疏风骤，浓睡不消残酒"的风、雨之态……大千世界的五彩缤纷，万物生长的千姿百态，都是可以在眼睛的帮助下，真真切切看到的。

那是不是从出生开始，我们就能清晰地看到这个美好的世界呢？

答案是否定的。

人类并不是从出生的时候就拥有敏锐的视觉，人的眼睛就像小朋友上学慢慢积累知识一样，也是一点点、一步步发育完善的，很神奇吧！

小宝宝视角——我眼中的魅力新"视"界

出生后 1 个月：我的"视"界完全是黑白并且模糊的，只能看到眼前大概 30 厘米（和我的小胳膊长度那么远而已）的物体。小声说一句，我还看不太清楚我最喜欢的妈妈朝我温柔地笑（活动的物体、熟悉的人脸都是我的"菜"）。当妈妈用手快速地从我眼前闪过时，我会快速地闭眼，不过真的不是因为胆子小、害怕，这叫眨眼反射，是眼睛具有的一种了不起的自我保

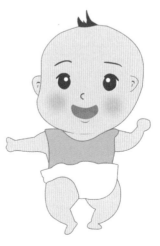

护能力。

出生后 3 个月：我的"视"界已经有了朦胧的色彩，所以我喜欢追着光，就像追逐着闪亮的梦想。我的双眼变得比之前灵活了，而且相互之间的协调能力也在加强，所以我不仅能跟随着拉近和远去的物体出现双眼的向内汇聚和向外延展的现象，还能盯着移动的物体看。当然，我最愿意做的，是"研究"自己的小手手，自娱自乐。

出生后 5 个月：我的"视"界开始变得有了立体感。嘿嘿，不信你看，我发现手边的这个风车离自己近，而脚边的那个球球离得远一些。我开始充满好奇地想要用手去触摸这个世界，而且知道这个经常将我抱在臂弯温柔抚摸，眼睛里闪烁着星星和爱的那个人是我的妈妈。好吧，我承认，其实我的视力也就 0.02 至 0.05（就是说，距标准视力表 1~2.5 米远，才可以看到最大的那个 E 字）。

出生后 1 岁：我一直在偷偷修炼、努力成长，我的"视"界也随之发生了翻天覆地的变化。6 ~ 7 个月时，我的视力达到 0.1 了（距离视力表 5 米远可以看到最大的那个 E 字），可以看到我最喜欢的那只毛茸茸的玩具熊，所以我一直紧紧抓着它。8 个月时，我突然发现自己又长了一项新本领，想看哪里看哪里，随意转换"广角镜"，远近都不是问题。1 岁的时候，我的眼睛已经带着我探索外面的世界啦，所以躲猫猫成了我的最爱。

以后的我："视"界放光，人生开挂！3 岁的我视力进步到 0.5，4 岁时在 0.6 到 0.8，5 岁时视力基本发育成熟，达到了 1.0。6 至 8 岁，视力达到稳定状态。我已经做好上学的准备啦！

儿童视力一系列的增长与自身"眼球的长大"和"屈光状态"的变化有着直接的关系。

咦，眼球还能长大？

是的。

那眼球究竟是怎么"长大"的呢？

这里首先需要明确的是，我们这里说的眼球"长大"

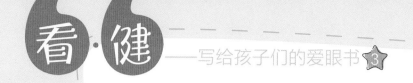

指的是"眼轴长度"的增长。

"眼轴长度"指的是从黑眼球最高处（角膜顶点）到眼底视网膜黄斑〔详见第一册"视网膜（上）——照相机的感光底片"〕的长度，是眼球的前后径（眼球从前到后）的长度。

所以，随着"眼轴长度"慢慢变长，我们的"视"界便越发精彩。

足月出生的宝宝眼轴长度为 16 ～ 17 毫米（大约是爸爸妈妈无名指指甲盖的宽度哦）。

其后，眼轴每年增长的速度并不相同，可以分为两个时期，即婴幼儿快速生长期和青少年缓慢生长期。

婴幼儿快速生长期指的是从出生后到 2 ～ 3 岁的这段时期，这一阶段，宝宝的眼轴可以增长 5 毫米（大约为 3 个一角硬币摞起来那么厚）左右，达到 21 ～ 22 毫米（类似一个桂圆那么大）。

青少年缓慢生长期则可以持续 10 年甚至更为漫长的时间，4 ～ 7 岁时眼轴长度为 22 ～ 23 毫米，10 岁之后，孩子的眼轴增长速度明显下降，大多数人成年后眼轴长度为 23 ～ 24 毫米。

人的眼睛"设计"得实在是太精细了，眼轴过长或过短都会影响视力，可别小看这 1 毫米的差距。有研究显示，在相应的年龄段，眼轴每超过正常区间 1 毫米，就会导致 250 ～ 300 度的近视。

可见凡事有度，眼球也不能无限制地长大，否则也会出问题。如果小朋友的眼轴增长速度过快，那眼睛就容易近视。所以要关注眼轴长度的变化趋势，定期检查，及时尽早发现问题。

好了，说明白了"眼球的长大"，那"屈光状态"又是什么呀？

在第一册"视网膜（下）——视觉信号成像和转换机"这一节中，我们知道了"当外界某一物体（比如小熊玩具）的光线经过角膜、房水、晶状体、玻璃体后，如果刚好聚焦于视网膜"上，我们看到的物体就会非常清晰。那这时的屈光状态就叫作"正视"。

但倘若没有"刚好"聚焦在视网膜上呢？

也就是说，如果"当外界某一物体（比如小熊玩具）的光线经过角膜、房水、晶状体、玻璃体后"成像在视网膜前，我们看到的物像就是朦朦胧胧的，这时的屈光状态叫作"近视"（详见"雾里看花，'近视'的真实世界如此朦胧"章节）；反之，"当外界某一物体（比如小熊玩具）的光线经过角膜、房水、晶状体、玻璃体后"成像在视网膜后，我们看到的物像依旧会模模糊糊，这时的屈光状态叫作"远视"（详见第一册"对不起，远视可不是'千里眼'"）。

聪明的小朋友是不是意识到了什么？

对啦！

随着我们的成长，眼轴在增长，于是眼睛的"屈光状态"也随之发生变化，这是一个动态发育的过程，即一天天地从新生宝宝时期的"远视状态"逐渐达到"正视状态"。在这个过程中，一旦没注意用眼卫生，就可能造成近视。比如近距离用眼过度、学习看书写字姿势不正确等都会加快这个进程。

近视发生得越早、近视度数越高，出现病理性超高度近视的可能性就越大，眼轴也会进一步持续增长，有的甚至会达到 30 毫米以上。眼轴过长自然会导致眼球发生变形，好似原本的玫瑰紫葡萄被拉成了蓝宝石葡萄一样，甚至会在眼球后部出现膨出，形成"后巩膜葡萄肿"（详见"猜谜时刻——'病理性近视时'，眼球究竟发生了什么？"），从而严重影响视力。

大家一定要注意，这个过程可是不可逆的哦！！！

所以，这个世界如此美好，我们的眼睛如此精密，我们只有养成正确的用眼习惯，减少近距离用眼时间，保证每天至少两小时的户外活动时间，才能保护好这两扇帮助我们看见美丽风景的"心灵之窗"啊！

02

视力，看到世界的能力

当万籁俱寂，星光闪烁，我们闭上眼睛，便渐渐沉入睡眠之中。当晨辉破晓，艳阳东升，我们张开眼睛，又会看到崭新的一天。

眼睛，就像一台功能强大、装备齐全的相机。

透过镜头，枕边的玩具、案头的书、桌上的电脑、窗外的风景、父母的笑容……是眼睛让我们清晰地看到了立体的风景、五颜六色的世界、瞬息万变的人间，还有自己最重要且最在乎的人。

其实，眼睛这台"照相机"也有自己的评估标准和保养手册，甚至还有使用年限哦！

我们之所以要了解眼睛，就是为了要爱护它，希望它能在我们的精心保养之下，用得更久，使用时效果更好。

那么眼睛的这些功能都是怎么评估的呢？

怎样才能判断它的功能是完好的呢？

眼睛可以做哪些检查呢？

视力，在医学上，指的是视网膜分辨影像的能力。

小朋友们更熟悉的，估计是"视力表"。每次学校体检查眼睛，都会通过"视力表"来评估视力。

通俗地讲，视力就是人眼能够分辨近处或远处物体的能力。

因此，视力好，当然看物体更清楚啦！

在这里还要告诉大家一个秘密，我们刚出生的时候，连爸爸妈妈的面庞都看不清楚，只能看到模糊的亮光。

在之后成长的每个年龄段，我们所能看到的物体，其清晰程度也不一样（详见"谢谢你，让我看见这个美好的世界"章节）。

也正因如此，对于不同年龄段的小朋友，视力检查的方法和标准也不同哦。

从小到大，不同阶段，视力检查"连连看"！

刚出生，"光感"查。

用温和的手电筒光源（注意，不能是耀眼的强光）从小宝宝眼前扫过，你会惊喜地看到宝宝能闭上眼睛或者皱着眉转动头部试图躲避，这证明小家伙的眼睛能够感受到光的刺激。

2月龄，"微笑"查。

出生2个月后，宝宝应该可以看到距离20厘米左右爸爸妈妈的脸。当有人和他面对面并逗他玩儿时（注意，不要出声，且不能触碰到宝宝），如果他出现了应答性微笑，并可在小范围内随着这个人的移动而转动眼球，就证明他的眼睛真的看到了。

4月龄，"玩具"查。

出生4个月后，宝宝能够两眼注视稍远处的物体。此时，如果有人远远地拿着彩色玩具，他就可以看到，并且其两眼能够随着玩具的移动左右转动180°。

6月龄，"试验"查。

出生6个月后，宝宝的视力越来越好。他们会好奇地观察周围的人和物，能在一定距离内认出自己喜爱的亲人、食物或者玩具。这时，我们可以做一个有趣的试验——单眼遮盖厌恶试验。

"单眼遮盖厌恶试验"方法如下。

首先，让宝宝正视前方，可以拿他／她最喜欢的玩具

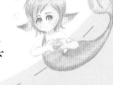

来吸引其注意力。

其后，测试者和宝宝面对面坐着，距离大概一臂远。

接下来，测试者用一只手先遮盖宝宝的单侧眼，观察他/她的行为反应；然后换手，遮盖他/她的另一侧眼，观察宝宝的行为反应。

"单眼遮盖厌恶试验"是在宝宝6月龄以后比较常用又简便的检查方法，常用来评估双眼视力是否存在较大的差距。

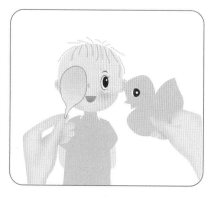

"单眼遮盖厌恶试验"结果如下。

分别遮盖两只眼时，宝宝做出基本相同的反应——证明双眼视力差不多。视力差不多，既有可能是两只眼睛都不错，也有可能意味着两只眼睛都不太好。

分别遮盖两只眼时，宝宝做出完全不同的反应——证明双眼视力存在较大的差距。

如果遮盖的是视力较差的眼，宝宝的行为反应跟平时不会有太大的差距；反之，倘若遮盖的恰好是两眼中视力较好的那只眼，那么宝宝可以明显表现出不开心、拒绝遮盖的情绪，他们会很着急地用小手拨开遮挡物。

此时宝宝的行为就是在提示我们，他/她拒绝被遮盖的这只眼的视力比另外一只眼的视力好！

宝宝眼睛可能存在的问题包括屈光参差、弱视等情况，需要在专业眼科医生的帮助下进一步完善检查。

6月龄至3岁，"仪器"查。

处于这一年龄段的宝宝，尽管还不能理解和配合主观的视力检查，但可以使用"视力筛查仪"来检查他们的视力是否正常。

检查要在安静的环境中进行，仪器与宝宝的眼睛必须保持在同一水平线上。只需要在距离宝宝眼睛35厘米处对着宝宝的眼睛按下"视力筛查仪"的按钮，大概5秒钟，机器就可以完成双眼的自动测试。

"视力筛查仪"可以用于筛查小朋友屈光发育状态（近视、远视、散光）及远视储备状态。

2岁至3岁，"图形表"查。

2到3岁之间的宝宝，可以使用"图形视力表"来测查视力。

"图形视力表"的检查距离为5米。

采用的视标为苹果、鸭子、鱼、花朵、雨伞、剪刀、水杯共7种常见的简易图形。

检查时，让宝宝双眼睁开，在自然状态下注视前方，由家长用遮眼板按先后顺序，分别遮盖宝宝的两只眼，请宝宝说出医生所指的视力表上的视标是什么图形，从上往下，逐行检查，直到宝宝无法辨认为止。

记录下宝宝所能看到的最小视标所在行对应的视力，那就是宝宝此时此刻发育的视力啦。

3 岁及以后，"视力表"查。

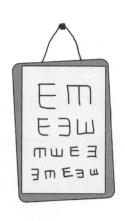

3 岁及以上的小朋友，终于可以用视力表查视力了。

这个年龄段的小朋友表达清楚、配合度高，因此可以用视力表来检查主观视力。

国内最常用的视力表是缪天荣设计的标准对数视力表，也就是最为常见的视标为"E"字的视力表。

视力表测试方法如下。

首先，视力检查需要在光线充足的地方进行，被检查的小朋友应当站在距离视力表5米距离处。

然后，用遮眼板先后遮挡眼睛。一般先查右眼，后查左眼。测试者用测试杆选择并指向视力表的视标"E"，让小朋友说出或者用手指向视标开口的方向，从上往下逐行检查。每行先指一个，顺序向下指，直到指认错误，返回上一行。能够准确辨认出全行视标时，记录对应的视力。

如果站在5米处，小朋友连最大的视标都不能看清，这时可以向视力表逐渐走近，直到刚好可以看清最大的视标为止，记录此时的距离，这意味着，此时的视力——（距离×0.1）/5。

　　倘若距视力表1米处，小朋友仍看不清最大视标，则可改用辨认眼前手指数的方法来测定视力；万一此时仍不能辨别手的摆动，就需要移至暗室，用光投射于眼睛上，检查并记录是否有光感，如果光感丧失，即为盲。

　　除此之外，还有一种特殊的视力表，叫作"兰氏环视力表"。这种视力表的标准视标为"C"。它主要用于检测飞行员等对视力有高度要求的职业人员的视力。检查方法同"E"字视力表，也需要被检查者辨认"C"的开口方向。

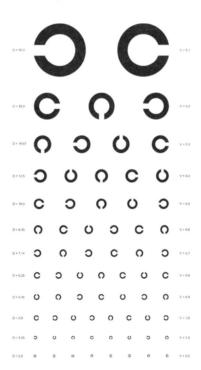

　　没想到吧，视力检查竟然有这么多种方法呢！

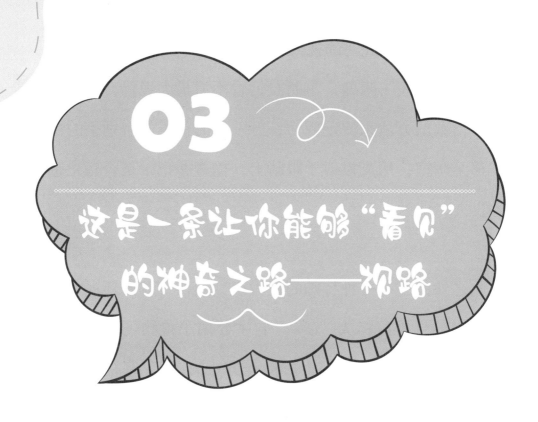

03

这是一条让你能够"看见"的神奇之路——视路

无论是天空中自由飞翔的小鸟、水中快速游弋的小鱼，还是在地面欢快奔跑的小猫小狗，都有适用自己的"道路"。

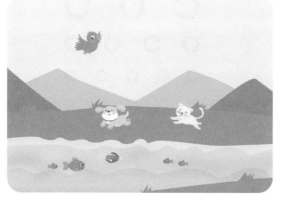

同样，小朋友们上下学、去亲戚朋友家，哪怕是出去游玩，也都有特定的道路，只有按照路线前行，才能顺利抵达目的地。

那么，我们要清晰、准确地"看见"景象，是否也需要一条顺畅的路呢？

还真说对啦！

小朋友们还记得之前学到过的知识吗？

光线通过角膜、晶状体、玻璃体等屈光间质进入眼内，到达视网膜，从而形成"清晰的物像"。但是如果这个"清晰的物像"只是局限在眼球内，我们的大脑是不会知道的，所以必须要把"清晰的物像"传输到大脑，我们才能意识到，自己看到了这些东西。

"清晰的物像"，就是视觉信号。

传输视觉信号的，就叫作"视路"。

那么"视路"到底是什么呢？

进入眼内的光线刺激视网膜光感受器后，产生一系列光化学反应，从而产生神经冲动，进而传递到大脑。从光刺激开始产生神经冲动到视觉形成，这一神经冲动所经过的途径总称为"视路"。

视路，听起来有点儿复杂，简单说，就是从视网膜把从进入眼内物体的"光信号"变为"电信号"开始传输，到我们最终能看到这个物体为止的整个传输通路，这就是"视路"。

再进一步简化，从字面意思去理解，视路就是"传送带"，作用就是将我们看到的物体信号传送到大脑。

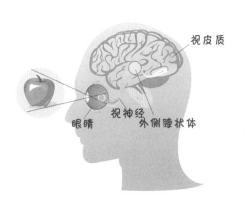

视皮质

视神经

眼睛　　外侧膝状体

"视路"通常包括 7 个关键结构，就像一个藤上的 7 个葫芦娃，即视网膜、视神经、视交叉、视束、外侧膝状体、视放射、视皮质（枕叶皮质纹状区）。

老大，视网膜——视路的起始站。

视网膜主要含有"感受信号"和"传导信号"的相关细胞。

"感受信号"的细胞是第一神经元（光感受器细胞），主要负责感受物体的光信号。

"传导信号"的细胞是第二神经元（双极细胞）和第三神经元（神经节细胞），主要负责传导信号。人视网膜内的神经节细胞约有 100 万个，大约是光感受器细胞的 1%，因此，一个神经节细胞要将很多个光感受器细胞带来的信息综合整理后再继续向上传导。

除了"感受信号"和"传导信号"外，这里还有信号传导"协调员"，即水平细胞和无长突细胞。它们主要负责协调信号兴奋传导，整合横向信号信息。

老大视网膜正是通过第一神经元（光感受器细胞）感受信号，经第二神经元（双极细胞）和第三神经元（神经节细胞）传导完成信号传递。视觉信息在视网膜内传送时，进行了复杂的加工，信息有的被加强、有的被削弱，经重新整合后向上一级神经元输送，有如决定了到底要在视路上传输什么的起始站一样重要。

老二，视神经——视路的运输车。

神经节细胞的轴突（即神经纤维）在视网膜的视盘处汇聚，穿过巩膜出眼球，自视盘起至视交叉止称作视神经，全长约 50 毫米。

这大约就是传输"视觉信号"的运输车吧。

老三，视交叉——视路的道岔。

视神经纤维进入颅内，在垂体（颅内的一个部位，是人体内最重要、最复杂的内分泌腺）上面形成交叉。

这很像铁路的道岔，多条道路于此交汇，部分交叉。

因此，视神经纤维并不是全部交叉，而是部分交叉、部分不交叉。

人类属于高级哺乳动物。事实上，动物的等级越高，交叉的视神经纤维就越少，比如人类交叉的纤维就不超过 50%。

老四，视束——视路的铁轨。

交叉的和不交叉的神经纤维在视交叉后呈束状进一步延伸，因此被形象地称为"视束"。

也可以当它是不可或缺的铁轨呢！

老五，外侧膝状体——视路的中转站。

视束的神经纤维在颅内的"外侧膝状体"终止，并在此处更换神经元。

你看"外侧膝状体"，是不是挺像道路中的中转站呀？

老六，视放射——视路上的扇形路轨。

在"外侧膝状体"更换的神经元，其纤维呈放射状扇形散开分布，故被称为"视放射"。

冷知识：这世界上真的有放射状扇形铁路哦！

老七，视皮质（枕叶皮质纹状区）——视路的初级终点站。

视放射的神经纤维主要向视皮质投射，视皮质（枕叶皮质纹状区）为初级视中枢，属于原始感受区，具有形觉、色觉等初级功能。

通过视路传输到大脑枕叶视皮质的信号还需要视觉联合区（大脑的一个功能区域）进一步加工整合，这样才能形成有意识的知觉。

比如，当我们的眼睛看到一只橘色的小猫。

通过"视路"传导到视皮质的信息类似于——有一个物体，形状是"两个圆球摞在一起，小圆球在上，小球上有两个小三角形，大圆球有四个小棍和一条绳子"，颜色是"近似于黄，微微有点儿红橙"……

但是，这个物体究竟是什么呢？对不起，还不知道。

然后，在更高级的视觉中枢（视觉联合区）开始进行"图像识别"，就像使用电脑的"搜索功能"一样。首先，在大脑记忆中搜索存储的关于"猫"的信息；然后，通过存储的"猫"的信息与当前"物体"信息进行比较、加工；最终，形成有意识的关于小橘猫的知觉！

恭喜你，此刻感知到原来看到的物体就是一只橘色的小猫啦！

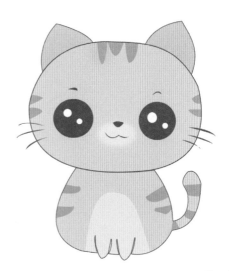

这条让我们能够"看见"的神奇之路——视路，它的结构如此复杂，功能如此重要，而且路径还那么漫长，万一产生问题可真是不得了。那我们该如何知晓它是否正常呢？

视觉诱发电位（VEP）就是针对"视路"的检查方法。

医生采用闪光或图形刺激被检者的视网膜，之后就会在枕叶视皮层诱发出电活动。从视网膜到视皮层，其间任何部位的神经纤维存在病变，都可导致产生异常的视觉诱发电位（VEP）。唯一遗憾的是，截至目前，人们还不能依次精准定位视路发生病变的具体位置。

看来，视路这条"传送带"还真是挺复杂的呢！

既然人类目前对视路的认识还比较有限，那么，聪明的小朋友，你长大后是否愿意成为眼科医生，在不远的未来去探索和发现呢？

04

鹰眼千里，我们为什么不能拥有这样的"超视力"？

李白的《观猎》云"箭逐云鸿落，鹰随月兔飞"；王维的《观猎》也有"草枯鹰眼疾，雪尽马蹄轻"……这些诗句都描述了苍鹰振翅、搏击长空的雄姿。

小朋友是不是有些好奇，鹰可以在那么高的空中飞行，还能够精准地发现地面上奔跑的猎物并快速俯冲将其捕获，而我们人类的眼睛却没办法看得那么远，这究竟是为什么呢？

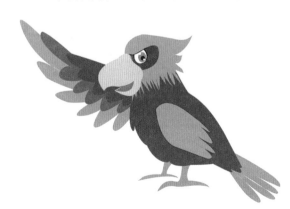

没法比，因为鹰的眼睛拥有我们眼睛所没有的"三个宝贝"！

第一个宝贝：视觉"放大器"。

鹰的眼底不但有"黄斑区"（人类也有），还有独特的"黄斑凹"（视觉感受区），而且在黄斑凹中有非常密集的视觉感受器（如视锥细胞，数量比咱们多一倍以上），相当于有独特的"视觉放大器"将感知的信号放大，因此它的视觉敏锐程度约为人类的8倍。

第二个宝贝：视觉"分离器"。

鹰眼的装备很独特，它竟然有两个黄斑凹——中心凹、颞侧凹，也就是说，当它俯瞰大地时，两只眼睛能够分别注视两侧不同的物体。这个本领可真是太牛了！

第三个宝贝：视觉"过滤器"。

在鹰眼中还有一个特殊结构，叫作"栉膜"。栉膜多见于视力高度敏锐的动物，它是从视神经伸出的富有血管及色素的特殊折叠结构。正是这种特殊结构的存在，减少了进入眼内光线的散射，从而使得物像更加清晰，看东西也就更清楚啦！

正是这些与人眼不同的结构，才让老鹰拥有了人人羡慕的"千里眼"。

那为什么人类的视力"必须"是有限的，不能拥有像鹰那样的"超视力"呢？

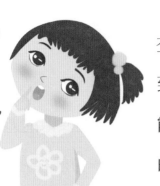

为什么不能
拥有"千里眼"

小朋友们肯定注意到了，在检查视力的时候，一般达到 1.0 就达到标准了，可能有些小朋友的眼睛能达到 1.5 或者 2.0，那就说明他们的视力非常好了，但是好像没有听说过谁的视力可以达到 3.0 吧？

首先我们还是先了解一下什么是"视力"吧。

视力指的是眼睛能够分辨物体间最小距离的能力（看清最小物体的能力）。

以视角（物体两端发射或反射的两条光线在眼球内交叉形成的夹角）来衡量，视角越小，视力越好。

视力表就是根据视角的原理制定的，正常人眼能看清最小物体的视角为 1 分。

因此，人眼对外界物体的分辨力（即视力）是有一定限度的，即视觉分辨力极限理论，主要是感受器理论。

此理论认为，人眼的视力受限于最小分辨角。此角是指视网膜视觉细胞能分辨的最近距离的两点与眼的最小夹角，这个夹角受到视觉细胞（如视锥细胞）直径（即细胞大小）的限制，所以人眼的分辨能力有限。

人眼视网膜的极限视力应在 3.0~4.0 之间，如果眼的屈光调节系统（即角膜、晶状体、玻璃体等）是完美的，那么视力真的可以达到 3.0！不过既然没有人能达到，那到底是谁在"捣乱"呢？

这就是像差（即外界物体与物体在视网膜成像的差距）造成的。

人眼光学系统虽然卓越但并不完美，本身就存在"低阶像差"和"高阶像差"两种像差。

"低阶像差"主要指近视、远视、散光等屈光不正，这些大多数可以通过戴镜矫正；"高阶像差"则主要指球差、慧差等，目前均属于不能矫正的范畴。

正是这些因素降低了我们的视网膜成像质量，所以我们自然没办法像雄鹰那样拥有"千里眼""超视力"啦！

05

花栗鼠的橡果
——远视储备

"大眼萌物"花栗鼠体重大约只有100克，浅黄色或橘红色的背部有5条黑褐色纵纹，机灵又可爱。

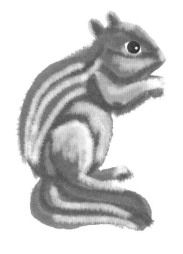

平时，它喜欢吃坚果、种子、浆果、花、嫩叶，甚至会吃昆虫。在漫长的冬季到来之前，它会努力地在小窝里储备橡果，等到冬天时它便枕着自己毛茸茸的尾巴冬眠。

好了，这下小朋友们知道了吧，原来橡果对花栗鼠而言，可是非常重要的"寒冬储备粮"啊！

其实我们的眼睛也很聪明，它们也有自己的"远视储备"哦！

在介绍"远视储备"之前，有必要先来了解一下什么是"正视化"。

在正常情况下，刚出生的小宝宝其实都处于一个轻度"远视"的状态，随着不断长大，宝宝们的"远视"度数在不断减少，逐渐变成"正视"，而这个过程就叫作"正视化"。

接下来我们再讲一下什么是"远视储备"。

小朋友在生长发育过程中，刚开始看到的事物都是呈现在视网膜后面，因此才处于"远视"状态。当然，这种"远视"的度数不会太大，属于生理性远视，这部分"远视度数"就是我们通常所说的"远视储备"了。

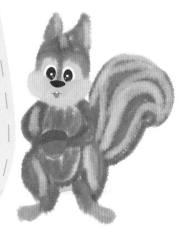

这么看来，"远视储备"不是一成不变的吧？

太对了，"远视储备"真的是会发生变化的。

就像小花栗鼠冬天躺在窝里开心地吃自己储藏的橡果。

刚出生的小宝宝眼球小，于是看到的事物，落在了视网膜的后面（储藏的橡果有很多）。

随着小朋友不断长大，眼球也在逐渐地变大变长，于是事物光线投射在视网膜上的位置逐渐前移，远视度数也随之慢慢减少（储藏的橡果越吃越少）。

此时，如果小朋友在生长发育期间远视度数减少得过快，已经减少为零（即看到的事物不前不后，刚好呈现在视网膜上）之后（储藏的橡果越吃越光），还在继续减少，那么这个时候看到的事物已经呈现在视网膜之前了，于是近视就要出现了（小花栗鼠饿肚子啦）。

所以说，远视储备的存在可以让我们在一定程度上远离近视。

既然"远视储备"对小朋友们的眼睛来说如此重要，那么是不是"远视储备"越多越好，最好一点儿也不消耗呢？

当然不是这样啦。

如果小朋友的"远视储备"度数明显高于身边同龄人的正常值（勤劳的花栗鼠储备了过多的橡果，会坏掉的），爸爸妈妈应该带他／她去医院进行详细检查。

同样，倘若小朋友随着年龄的增长，其"远视储备"度数并没有相应减少（冬天来了，花栗鼠没有认真吃橡果），那意味着小朋友的视觉发育可能滞后，这也会对视力造成影响，需要去医院进行检查。

按年龄，小朋友们"远视储备"平均值速查：

3岁前，有300度的"远视储备"；

3～5岁，有200度的"远视储备"；

5～7岁，有150度的"远视储备"；

7～11岁，有50~100度的"远视储备"；

12岁，基本趋于正视眼。

既然说到了"远视储备"的平均值，那么请爸爸妈妈一定要注意：

第一，只要小朋友的"远视"度数大于300度，就有存在弱视的可能，但是不一定会发生弱视，需要及时带小朋友去医院进行详细检查评估。

第二，规范的"远视储备"检查需要在散瞳验光的情况下进行。如果小朋友的视力正常，那么即便自然状态下的屈光度数（电脑验光筛查）低于同龄小朋友的平均值，也不要过分担心，因为只有在散瞳的情况下才能得出准确的远视储备度数。

特别提醒：不必仅仅为了查"远视储备"而去散瞳，需要经过医生详细检查评估后决定。

既然"远视储备"（橡果）是小朋友视力（花栗鼠）的保护者（储

备粮），那么我们怎样做才能减缓"远视储备"（橡果）的减少（消耗）呢？

首先，应当减少近距离用眼的时间，远离电子产品。长时间用眼或使用电子产品都会加重视力负担，导致"远视储备"消耗过快。

其次，要增加户外运动的时间，沐浴在阳光下，融入大自然中，开心地玩耍，这样也有助于保持视力。

最后，小朋友们要养成正确的用眼习惯，晚上早点儿休息，平时多吃绿色蔬菜。

橡果好吃，聪明的花栗鼠会存得恰到好处，吃得适可而止。

"远视储备"也很珍贵，聪慧的小朋友也要学会健康用眼、保护视力哟！

06

验光，屈光检查"金方法"

　　无论是在家里还是在校园、电影院、游乐场，我们经常会看到戴着眼镜的小朋友，那为什么他们需要戴眼镜呢？

　　遇到这样的小朋友，我们不要因为好奇或觉得他们和自己不一样，就表现出不友好或开人家的玩笑。这些小朋友的眼睛需要眼镜的帮助才能达到正常的视力，从而看到清晰的世界。

　　那小朋友们戴的眼镜都一样吗？

　　既然身高、体重、性别、年龄、喜好不同的小朋友适合穿的衣服的大小、肥瘦、颜色、款式、材质不一样，那么眼睛遭遇的问题不同，戴的眼镜当然也就会不一样啦。

为了收获更好的视力，每一位小朋友的眼镜都需要"量身定制"哦！

衣服要想穿着合适，就需要其符合自己身形的尺寸，比如身长、胸围、肩宽……而眼镜要想戴着合适，就一定要有贴合自己眼睛的眼镜"度数"。

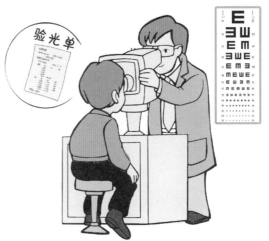

那怎么才能确定不同人戴的眼镜的准确度数呢？

这就不得不提到"验光"这一医学检测手段了，它是专业人士才能完成的一种专门的技术活儿，可以客观、精准地检查出这些小朋友需要佩戴眼镜的度数。

什么是屈光？

简单说，就是屈折的光，或是光发生了屈折。总之，光在此时拐了一个硬弯！

那光为什么会拐弯呢？

从经典光学角度看，原因就是光在传播过程中遇到了密度变化。

与"屈光"相关的内容，我们在"'散光'世界的朦胧月色""弱视，懒惰的眼睛？！""对不起，远视可不是'千里眼'""花栗鼠的橡果——远视储备"等很多篇章中均有所涉及。

屈光不正，包括近视、远视、散光……

而验光是明确屈光不正的"金方法"。

需要特别注意的是，所有的儿童在初次验光时均应当在散瞳（睫状肌麻痹）后进行。

散瞳的目的，是通过药物放松睫状肌（眼球内部的肌肉），消除其因长时间的过度紧张而产生的疲劳，从而达到真正的屈光状态，进一步准确鉴别出真性、假性近视。

除了散瞳验光，也可以使用电脑验光先来做个简单的筛查。电脑验光用的是自动电脑验光仪。

在完成视力检查及排除其他影响视力的眼病之后，请小朋友正坐到自动电脑验光仪前，将下巴置于颌托上，以双眼平视前方验光仪中的图像——有的图像是红色的气球，有的则是一幢红色的小房子。

调整仪器至恰当距离，即可自动捕捉当下的屈光状态，连续检测 3 次，取平均值记录，但需要注意的是，如此获得的数据不如散瞳验光获取的数据精准。

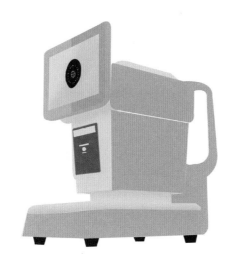

这就是验光，屈光检查的"金方法"，它能助力你获得仅属于自己眼睛的合适的眼镜度数，还给你一个清清楚楚的"视"界哦！

07

雾里看花，"近视"的真实世界如此朦胧

印象中，朦胧这个词总是充满了诗情画意。

徐昌图的《临江仙·饮散离亭西去》言："今夜画船何处？潮平淮月朦胧。"词中的朦胧比喻微明之貌。而王昌龄的《西宫春怨》云："斜抱云和深见月，朦胧树色隐昭阳。"诗里的朦胧代表模糊不清的样子。

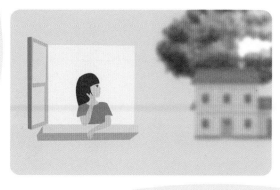

但实际上，看远处朦胧一片，什么也看不清的真实世界可是一点儿也不浪漫。等一等，那不就是"近视"小朋友看到的现实景象吗？

"近视"究竟是怎么形成的？

人类的眼球精密而神奇，近似球形。

眼球的最前面是很薄很软、透明的纤维膜（玻璃贴）——角膜，角膜的后面有块富有弹性、透明的"无色水晶"（完美的镜头）——晶状体，眼球的最后面存在着一层神奇的薄膜（感光底片）——视网膜。

接下来，我们来看这样一个实验。

远处有一只可爱的玩具熊。视力正常的小朋友能清楚地看到它，因为玩具熊

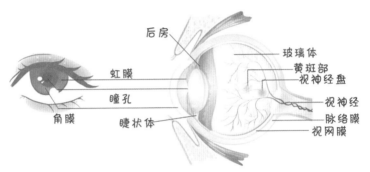

的光线经过小朋友的角膜和晶状体，准确地落在了视网膜上，清晰成像。

倘若小朋友们看到的成像并没有那么精准地落到视网膜上，其中的一种情况是，玩具熊的光线经过小朋友的角膜和晶状体，在还没到达视网膜的地方，提前汇聚成了一个像，即成像于视网膜之前，这种现象就叫作"近视"。

而"近视"的小朋友看到的远处的玩具熊是朦朦胧胧的，只有慢慢靠近才能看得清楚。

引起的"近视"的原因——

"近视"的形成过程非常复杂，会受到很多因素的影响，其中最主要的还是"遗传"和"环境"这两个因素。

什么是"遗传"因素？小朋友们自己先照照镜子看，镜中的自己看上去更像妈妈，还是更像爸爸呢？这些眉目间说不清的相似就是"遗传"因素影响的结果。

"遗传因素"在"近视"的发生过程中起着非常重要的作用。

可能性一：爸爸妈妈都有"近视"，那么小朋友"近视"的发生率最高。

可能性二：爸爸妈妈中有一人"近视"，那么小朋友"近视"的发生率居中。

可能性三：爸爸妈妈都没有"近视"，那么小朋友"近视"的发生率最低。

你们知道吗？现在有200多个基因被科学家发现可能与近视相关，这些基因的具体作用还需要在今后进行更进一步的研究。

"环境"因素就是围绕在我们生活中的点点滴滴，包括户外活动、用眼习惯、生活环境照明等等，其中"户外活动"与"近视"的关系最为密切。

小朋友在户外活动的时间直接影响着"近视"发生率。

相信每位小朋友都很喜欢在外面玩耍，青山、绿水、蓝天、白云、碧树、红花……这色彩缤纷的环境真的有利于身心健康。喊上小伙伴一起走出狭小的空间，奔向户外，融入大自然中，沐浴在阳光下，尽情地玩耍，这才是童年应该有的样子！

电子产品（如手机、电视、电脑等）对所有人都有着巨大的吸引力，我们可以从中获得很多知识，但它们对人类的眼睛会造成很大的伤害。长时间近距离用眼，不仅会导致"假性近视"，还可能引发"真性近视"。

不正确的用眼习惯和姿势，也会导致"近视"的发生。比如看书时光线昏暗、歪着脑袋、距离太近，或在移动的交通工具（如汽车、地铁）上看书……

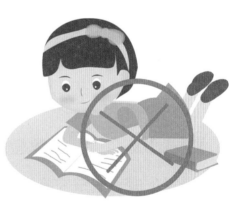

此外，睡眠时间不够、饮食不健康，也是"近视"发生的诱因。

抢答题：谁知道近视分为哪几种？

按照不同的标准，"近视"有着不同的分类，其中最常用的分类方法是按照"近视"度数高低进行分类。

低度近视：低于300度。

中度近视：介于300度到600度。

高度近视：大于 600 度。

还有一种分类方法，是根据"近视"的病程进展和病理变化分类（这里有一种特殊类型的"近视"会严重威胁到视力），大家务必要提高警惕。

单纯性近视：最常见的"近视"类型。有单纯性近视的小朋友的视网膜正常，没有病理改变，只要使用"神奇的小镜片"——凹透镜，就可以看到清晰的世界。

病理性近视：这种类型的近视不常见。大部分是高度近视，病变呈终生进展，眼轴会持续性增长，对眼底视网膜、黄斑等组织均会产生影响，进而威胁视力，甚至致盲，即使用凹透镜也不能纠正。

必答题：哪种近视对视力的威胁最大？

对视力威胁最大的就是病理性近视（详见"猜谜时刻——'病理性近视'时，眼球究竟发生了什么？"）！

因为此类型的"近视"会使眼轴持续增长，导致眼球变形，并引发眼球内组织结构（如视网膜）发生一系列改变。

视网膜变得异常脆弱，原本不会对其造成伤害的一些磕磕碰碰（如打球时的碰撞）、剧烈运动（如快速蹦跳），都可能导致视网膜从眼球上面脱离下来，即视网膜脱离；有的甚至会在眼球后面出现局部膨隆，形成可怕的小肿物——后巩膜葡萄肿；还有发生继发性青光眼，并发白内障、黄斑出血裂孔等的可能。

病理性近视对视力的"危害"如此之大，我们一定要尽量保护好自己的眼睛，减少成为高度近视或进一步进展成为病理性近视的可能。

如果发现眼睛视物变形、有闪光感，看东西时眼前有遮挡感，视力骤然下降等，一定要及时就诊。

08

近视眼也有"真"有"假"？

一旦成为近视眼，很多人可能会与眼镜长久相伴。

不过，你知道吗？近视眼竟然也有"真"有"假"呢！

当小朋友说自己看不清黑板的时候，家长要做的第一件事可不是带着小朋友去眼镜店配眼镜，而是应当先去正规医院做专业的检查。

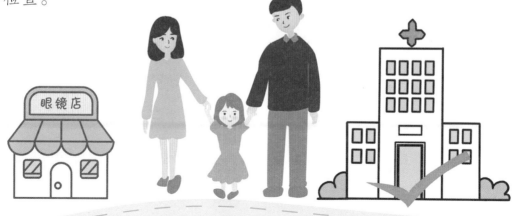

这么一说，聪明的你一定猜到了，"看不清"的小朋友们里面可能混着"假"性近视者。这里需要特别提示的是，"假"性近视的小朋友戴上了眼镜，很有可能会因戴眼镜形成"真"性近视！

"假"性、"真"性近视，究竟是什么呢？

"假"性近视——功能性病变（即可以恢复的近视眼）

"假性"近视，又被称为"调节痉挛性近视"，是由眼部肌肉紧张造成的，表现为小朋友看远处时视力低于正常水平，看近处时视力正常，调节痉挛解除后近视就会消失。

诱发原因：长时间近距离看书、写作业，或经常使用电子产品（上网课、玩游戏、看手机等），会使眼睛处于过度调节与辐辏状态，睫状肌过度收缩，进而导致调节痉挛，引发"假"性近视。

具可逆性：有"假"性近视的小朋友经过适当休息或者散瞳验光之后可恢复正常视力和屈光度。

"真"性近视——器质性病变（不可恢复）

"真"性近视，是指先天遗传或者后天因素使眼轴变长，外界物体的光线进入眼球后聚焦在视网膜之前，导致视物模糊。

诱发原因：伏案工作时间较长、过度用眼等会引起眼轴变长。

不可逆性：真性近视的小朋友在散瞳或者休息之后不能恢复视力，且随着年龄增长和过度用眼，度数不断增长。

那该如何甄别孰"真"孰"假"呢？

年龄越小的孩子，其眼睛的自我调节能力越强，在不散瞳（也就是不放松眼部调节肌肉）的情况下，会使得验光的度数有所偏差（如远视度数偏低或近视度数偏高），从而影响验光的准确性。

因此，小于 14 岁的孩子，医生建议最好进行散瞳验光，通过药物使眼部肌肉（睫状肌）充分放松，这样才可以准确地验出屈光度数。可见散瞳验光是屈光检查的"金方法"（详见"验光，屈光检查'金方法'"）。

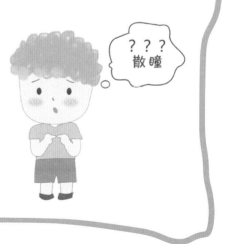

关于散瞳的那些事儿……

散瞳禁忌：患有浅前房、高眼压、青光眼的小朋友进行散瞳是有风险的。除此之外，散瞳一般不会对小朋友造成严重影响，更不会影响其视力。

快慢散瞳：散瞳也有快慢之分，即"快散"和"慢散"。

"快散"

适合人群：6岁以上不伴有内斜视的小朋友。

使用药物：复方托吡卡胺滴眼液或者环喷脱酯滴眼液。

快散作用时间快，点药后20~25分钟即可达最大效果，药效维持时间较短（5~6小时），不影响第二天的正常学习和生活。

不良反应：畏光、视近模糊现象会存在5~6小时。

散瞳后注意事项：可戴遮阳镜或遮阳帽，以减轻畏光反应。

"慢散"

适合人群：有内斜视的小朋友和6岁以下的小朋友初次验光。

使用药物：1%阿托品眼膏散瞳。

慢散需要点药3天或者1周，作用起效慢，持续时间长，3周左右瞳孔才能恢复正常。

不良反应：在此期间瞳孔持续散大，会造成长期视物不清、畏光，进而影响生活和学习；药物通过黏膜吸收后可产生全身的反应：面部发红、低热、皮肤干燥、口唇干燥、心跳加快等。

散瞳后注意事项：避免强光直射，可适当佩戴遮阳镜遮挡光线；点药后可按压双眼内眼角泪小点处，减少药物通过鼻黏膜的吸收；适当增加饮水量。

在此提示家长们，不管"快散"还是"慢散"，等散瞳药的药效完全消失后，小朋友的眼睛就会恢复到正常状态，这个时候再去医院复查一次，就可以给有配镜需要的小朋友配眼镜啦！

关于散瞳，大家都了解了吧，以后去医院检查眼睛，就不会有害怕的情绪了。

09

"近视"，竟然是不能被治愈的疾病？！

"医生，我这近视眼能彻底治愈吗？"

"经过治疗，我最终能摘掉近视镜吗？"

每每遇到小朋友这样的提问，眼科医生都觉得有些无奈，因为截至目前，"近视"还属于不能被治愈的疾病！

可能有人会问：那可以让人摘掉眼镜的近视手术又是做什么用的呢？

手术不是治愈了近视，而是通过改变角膜的结构（详见第一册"角膜是什么？——透明玻璃贴的世界"），调整了光线的屈光力，从而使得看到的物体成像在视网膜上，使原来"近视"的眼睛看得更加清楚，从而提高了视力（详见"近视手术？远水解不了近渴！"）。

　　既然"近视"无法治愈，那"假性近视"能被治愈吗？

　　恭喜你，"假性近视"是可以被治愈的（详见"近视眼也有'真'有'假'？"）！

　　这是因为，"假性近视"是由于眼睛过度疲劳引起的。作为完美的"镜头"，晶状体是可以"变形"的（详见"晶状体——完美的'镜头'"），而且会通过变形来达到"调焦"的作用。

　　当眼睛看近处时，睫状肌会收缩，悬韧带变得松弛，于是晶状体的水平牵拉就会减弱，晶状体变得更加凸出（就像拉满了弦的弓），屈光力增大。试想一下，如果小朋友长时间近距离看电子产品或看书，就相当于一直使劲儿盯着近处，导致睫状肌持续地收缩，努力"调焦"，其结果必然会引发痉挛（太累啦），即"调节痉挛"。

　　接下来，当眼睛由看近状态转变为看远时就不能完成瞬时"调焦"转换，即晶状体不能瞬间"变形"（由凸出变为平缓），因此看远处的物体物像便成像在视网膜前，从而形成"假性近视"，但此时小朋友们的眼轴和屈光系统（也就是眼的结构）还都是正常的。

"假性近视"可以被治愈的理由

可见，"假性近视"其实就是调节痉挛导致的"调节性近视"或叫作"功能性近视"。只要小朋友们避免长时间近距离用眼，增加户外活动，改善眼睛的疲劳状态，让睫状肌放松，使调节痉挛改善，假性近视自然就消失了。

同理，倘若长期处于"假性近视"状态，时间久了，睫状肌的调节痉挛得不到改善，最终也会形成"真性近视"，那可就无法治愈了，所以千万不能掉以轻心。

"真性近视"不能被治愈的秘密

"真性近视"是由于眼轴变长或者屈光系统（如角膜、晶状体、玻璃体等）的某一部分发生了改变导致的。最常见的原因是眼轴变长，导致物像成像在了视网膜前。

也就是说，小朋友的眼球结构已经发生了改变，而这些改变都是不可逆的，不是通过缓解眼睛的疲劳状态就可以改善的，所以一旦发生"真性近视"就是不可逆的。

小朋友们是不是很好奇，"假性近视"和"真性近视"如何区分呢？

其实方法很简单，只需医生对着我们的眼睛滴上一种

"神奇"的眼药水——进行散瞳，然后进行验光检查，就可以区分出近视的"真"与"假"。

散瞳验光之后，小朋友的近视度数消失了，说明小朋友目前是"假性近视"；反之，散瞳验光之后，近视度数没有消失，说明小朋友就已经是"真性近视"了。

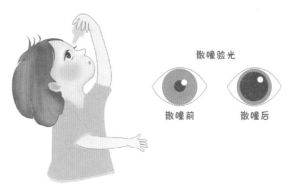

散瞳验光

散瞳前　　　散瞳后

关于视觉训练那些事儿

市面上有很多关于视觉训练可以治愈近视的广告，或者有的爸爸妈妈干脆直接带小朋友到各种各样的治疗机构进行视觉训练来治疗近视，那这些方法千奇百怪、手段种类繁多的视觉训练真的有用吗？

视觉训练究竟是什么？

简单来说，就是通过对小朋友的大脑和眼睛进行训练，使它们能更好地相互合作，从而改善视疲劳和眼球运动异常等状况。

我们已经知道，"假性近视"是由视疲劳造成的，而且视疲劳会加重"真性近视"的进展。所以单从这方面来看，视觉训练确实可以有效改善视疲劳，对"近视"的小朋友有一定的帮助。

但某些机构过分夸大视觉训练的效果，甚至承诺可以让小朋友摘掉眼镜，这就不厚道了！

遇到这种拍着胸脯打包票的情况，大家可要动动脑筋，仔细想想他们说的是否合理。"真性近视"不能被治愈，变长的眼轴和发生改变的屈光系统也不能凭空恢复原状。

所以，严格讲，视觉训练不是治疗近视的，更不可能治愈近视。小朋友们可要擦亮眼睛，也要提醒爸爸妈妈注意别被骗哟！

博大精深的中医能治疗"近视"吗？

针灸、按摩、耳穴压豆，这些大家听说过吗？有没有小朋友已经尝试过了？

明代眼科医家傅仁宇于1644年（崇祯十七年）撰《审视瑶函》（又名《眼科大全》），共计六卷。书中将"近视"称为"能近怯远症"，即指视近物清晰而视远物模糊之病证，并后附眼科针灸要穴图说。中医温补学派一代宗师——明代张介宾的《景岳全书》卷二十七认为"不能远视者，阳气不足也"。

故对于中医而言，"能近怯远症"多内治补心益气、安神定志，滋补肝肾、益精养血，配合外治针灸、按摩、耳穴压豆等，用于刺激一些特定的穴位，以改善眼睛周围的血液循环，从而达到缓解眼睛疲劳的目的。

因此，中医疗法对"近视"的预防、"假性近视"的恢复，以及延缓"真性近视"的进展确实有着一定的作用。

　　不过需要提醒大家的是，需要戴镜者，若拒绝戴镜，只尝试各种各样的中医疗法，不但不能延缓"近视"的进展，反而有可能促进"近视"度数进一步加深。

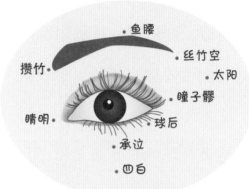

　　此外，中医疗法会涉及眼睛周围的穴位，存在一定的风险。操作时务求专业、精准、适度，因此一定要去正规的机构进行治疗。

　　对了，眼睛保健操也属于中医按摩范畴呢（详见"嗨，快快跟我一起来做眼保健操吧"），每个小朋友都一定要学会呀！

10

屈光档案，帮我"测量"距离"近视"有多远！

写作业时总是不由自主地离书本很近……

爸爸妈妈提醒自己坐直，但仍喜欢眯着眼睛看……

即便是认真地看，还是会把老师黑板上写的字看错……

小朋友，这一切都在提醒你，也许你和"近视"的距离仅仅一步之遥。

一旦发现上述现象，小朋友一定要让爸爸妈妈及时带自己去医院进行视力检查。

生活中还有哪些蛛丝马迹，能提醒你与"近视"近在咫尺呢？

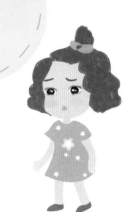

A. 视物不清

看不清楚是笼统的说法，最明显且最重要的是看近清楚、看远不清。

此时，小朋友经常喜欢眯起眼睛、皱着眉头，因为这样可以减少光线的散射（即光线容易被聚在一起），从而暂时提高视力。不过时间久了，就会形成不良习惯。

B. 眨眼、揉眼

眨眼、揉眼可以暂时改变眼球的曲度，短时间内会令小朋友看得清楚一些。

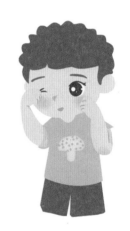

"近视"的小朋友更容易眼疲劳，也喜欢通过眨眼、揉眼的方式来适当缓解眼疲劳。因此，当孩子频繁眨眼、揉眼，除了有可能罹患结膜炎外，还应当记得检查视力，看看有没有"近视"。

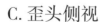

C. 歪头侧视

小朋友喜欢歪头看东西，那可不是在卖萌，因为这样他才可以看得更清楚。

所以对于以前正常视物，后来慢慢变成歪着

脑袋侧着眼睛看东西的小朋友，爸爸妈妈应当及时带他去医院完善检查，排除"近视"及其他导致单眼或双眼存在视物问题的疾患。

D. 外斜状态

外斜视，指的是眼位向外偏斜，分为间歇性外斜视与恒定性外斜视。

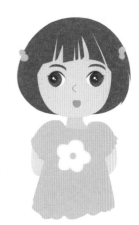

"近视"眼看近处时基本不用或很少动用调节功能（人眼的一种功能），导致集合功能（即黑眼球聚在一起）相对减弱，易引起外隐斜或外斜视。眼睛经常处于外斜状态，应及时进一步确定与神经支配、解剖、屈光等哪个因素有关。

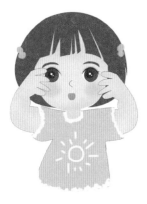

E. 拉扯眼角

有的小朋友在看不清楚远处物体时，会喜欢用双手向外去拉扯眼角。

拉扯眼角可不是恶作剧，没想到吧，这也可能是在提示我们小朋友罹患"近视"了。

可见很多细微的变化都不能掉以轻心，要及时去医院进行详细检查，这样才能尽早发现问题并解决问题。

请注意，当已经出现上述迹象时，大多为时已晚，小朋友很可能已经"近视"了。那我们如何提前发现"近视"呢？

屈光档案，帮你丈量与"近视"的距离！

为了预防"近视"，保护好小朋友的双眼视力，细心的父母可以为小朋友建立属于自己的"屈光档案"。这样可以尽早地发现小朋友的"近视"倾向，及有无眼部疾病，也可监测、评估"近视"防控的效果，有助于防范发展成为高度"近视"。

建立时间：3岁左右。

基本作用：定期系统性检测并记录孩子的屈光状态及发育情况。

检查周期：一般每6个月检查一次，伴有眼部疾病或者视力下降较快者，可每3个月检查一次。

按年龄段，"屈光档案"检查项目一览

A.学龄前儿童（3~6岁）

检查周期：3~6个月检查一次。

首检项目：裸眼视力（不戴眼镜视力）、电脑验光、散瞳验光（详见"验光，屈光检查'金方法'"）、最佳矫正视力、眼底照相、眼轴测量、角膜地形图、眼压。散瞳验光有问题时需配镜矫正。

B.学龄期儿童（6岁以上）

检查周期：视情况动态监测，必要时及时进行干预。

检查项目：基本同学龄前儿童，但必要时还要增加检查项目。

内容太多，记不住怎么办？

爸爸妈妈和小朋友们只需记住，定期去正规医院检查就可以啦！

除了给眼睛定期做"体检"，家长还应该记录下小朋友日常的行为习惯，以及当前采取的干预措施。

比如，父母的"近视"情况及戴镜情况……

小朋友的"近视"情况及戴镜情况……

每日学习用眼时间，户外光照时长，饮食习惯……

"屈光档案"的建立，可以长期动态监测小朋友的眼部健康情况、屈光状态，及时发现"近视"征兆，帮助及早给予正确干预。

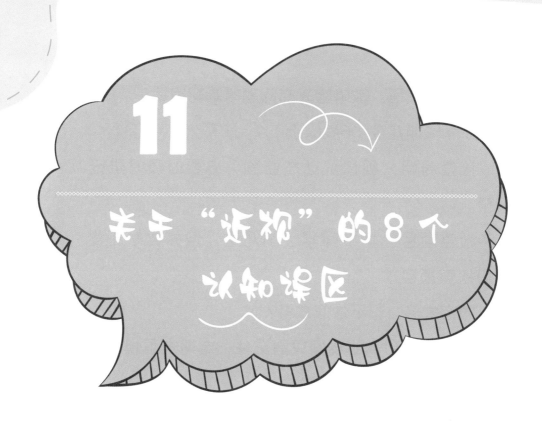

11

关于"近视"的8个认知误区

生活中，最被人们熟知的眼科疾患大概就是"近视"了，然而事实上，眼科医生对"近视"的注解可能会令你大跌眼镜。原来我们对"近视"的认知误区竟然如此之多？！

误区1："近视"可以通过治疗完全康复。

遗憾地告诉大家，截至目前，世界上还没有可以彻底治愈"近视"的方法。

现在针对"近视"的，只有怎样预防近视发生，以及如何控制近视进展。

具体包括：减少伏案工作和学习的负面影响（如少看电子产品，

注意用眼姿势、习惯等），适当增加户外活动；在专业人员的指导下配戴框架眼镜、角膜塑形镜或配戴角膜塑形镜联合阿托品点眼、戴离焦眼镜……从而起到控制"近视"进展的作用。

误区2：配镜时度数稍低（即"欠矫"）更好！

这又是一个不正确的认知。

近视欠矫（配镜度数低于实际需要）配镜与足矫配镜相比，更容易导致度数增长加快。

因此，配镜时应该足矫，即使用最佳矫正视力的最低度数。比如同样戴200度和225度，视力均可以矫正到1.0，建议佩戴200度的眼镜。

误区3：眼镜戴久了，小朋友的眼睛会变形成"金鱼眼"……

"金鱼眼"指的是眼睛大大的、凸凸的，就像金鱼的眼睛。"近视"小朋友的眼睛确实可能会看上去越来越像金鱼的眼睛，但那并不是眼镜的错。

小朋友已经了解了形成近视的原因（详见"雾里看花，'近视'的真实世界如此朦胧"），而随着近视的进展，我们的眼轴也会不断增长。一般情况下，眼轴长度每增加1毫米，眼睛的度数会朝着"近视"的方向进展250～300度。

也就是说，如果近视度数增长，眼轴也会相应变长。由于眼球后部为骨质眼眶，所以眼球只能向前凸出，使得眼睛越来越像"金鱼眼"。可见这与戴不戴眼镜没有关系，而是与眼轴变长有关。看来眼镜成了"背锅侠"啦！

误区4：小朋友们一旦戴上眼镜，近视眼的度数会越来越深？

实际上，戴眼镜和近视度数的加深没有关系。

"近视"是由于我们看到的清晰成像汇聚在了视网膜之前所形成的。之所以会成像在视网膜之前，其主要原因是眼轴长度变长。眼轴变长是不可逆的，我们只能控制其进展。

从出生开始，眼轴就像小朋友的身高一样，不断增长，直到成年才趋于稳定。因此，戴眼镜与近视度数加深没有关系，度数增加是小朋友眼轴的不断增长，以及其他某些环境因素共同影响的结果。相反，戴镜之后，小朋友能看到清晰的世界，眼疲劳得到改善，这在一定程度上会延缓近视的发展。

误区5：戴眼镜多不方便，最好不戴或等年龄大一点儿再戴！

这样做，属于得不偿失，不太可取。

为了能看得更清楚些，罹患"近视"的小朋友眼球会通过自我调节来对抗这种模糊的状态。但如果小朋友们长期通过这种方法来获取清晰的图像，势必会引起眼睛过度疲劳，就像一直紧绷着的弓弦。

此时，需要寻求一种叫作凹透镜的小镜片来帮忙。这不起眼的小镜片能使眼睛摆脱疲劳状态，单纯怕麻烦就拒绝这种帮助，只会加重近视的进展，导致近视度数越来越深。所以，佩戴眼镜，请一定要听取医生的建议哦！

误区 6：近视眼镜必须一直戴吗？

视具体情况而定。

已经佩戴近视眼镜的小朋友肯定特别想知道什么时候可以不用戴眼镜了，眼科专家给小朋友的建议是：如果小朋友近视度数大于150 度或散光度数大于 75 度，建议一直佩戴眼镜；如果近视度数低于 150 度，但是不戴眼镜的视力低于 0.5，也建议一直佩戴眼镜。

因为只有坚持戴镜，才能减轻小朋友视疲劳等症状，从而减缓近视的进展。可见小朋友们如果不想受到眼镜的束缚，就一定要保护好自己的眼睛。

误区 7：戴上眼镜就不需要再去医院啦！

这个想法是不正确的。

戴眼镜的小朋友仍需要定期到医院进行检查，只有这

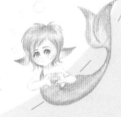

样才能及时了解"近视"度数有没有进展，眼睛有没有发生其他变化。如果等到小朋友自己发现即便戴镜也看不清楚东西的时候再去医院，可能就已经延误最佳治疗时机了。

长时间佩戴不合适的眼镜同样会导致"近视"的进展加快。在此特别提示，"近视"的小朋友们戴镜每半年左右一定要提醒爸爸妈妈带你们去医院进行眼部检查。

误区 8：近视没有那么可怕，长大以后做激光手术就好了。

这是对近视激光手术理解有误。

大家知道什么是近视眼激光手术吗（详见"近视手术？远水解不了近渴！"）？激光手术主要通过改变我们眼球最前面角膜（黑眼球）曲率（即角膜弯曲的弧度），让角膜变平进而改变屈光力达到提高视力的目的。但是别忘了，已经变长的眼轴是不会因此改变的，因病理性近视发生的眼底病变也不会好转。

可见近视激光手术只能让我们摘掉眼镜，但并不能治好"近视"。

大家看，这就是科普的魅力，能帮助我们正确认识近视，避免"踩雷"，从而保护好我们的视力。

12

猜谜时刻——"病理性近视"时，眼球究竟发生了什么？

小朋友们，在"雾里看花，'近视'的真实世界如此朦胧"一章中我们已经了解到了什么叫"病理性近视"。

"病理性近视"，通常是指近视度数超过600度，眼轴（即眼球从前到后的）长度超过26毫米且持续增长，最终导致眼球变形，眼内组织结构发生一系列病理改变，会影响视力，严重者甚至会致盲！

这里有一个问题，那就是，为什么眼轴会不停"增长"呢？

非常遗憾的是，截至目前，"病理性近视"眼轴持续增长的机制仍然是很多科学家努力破解的难题之一，还是一个未解之谜。

我们先回顾一下之前了解的眼球壁结构。

眼球后部的眼球壁就像一块"夹心饼干"：

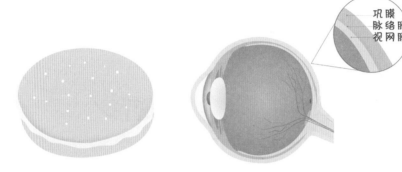

巩膜
脉络膜
视网膜

眼球内层是视网膜〔详见"视网膜（上）——照相机的感光底片"〕，可以视为"夹心饼干"中的前一块饼干；

外层是巩膜（详见"巩膜——眼球的'精密陶瓷'"），可以认为是"夹心饼干"中的后一块饼干；

而中间夹层是脉络膜（详见"脉络膜——黑色暗箱的多彩世界"），犹如位于中间的奶油夹心，且拥有大量血液，主要为视网膜和巩膜提供营养。

那么，眼轴"增长"，最先发生变化的可能是脉络膜变薄，也就是"脉络膜机制假说"。

当近视进展时，脉络膜中的血管会变少并且变细，于是巩膜就会发生缺血缺氧，继而变薄。弹性降低使眼轴更加容易被拉伸，加上脉络膜自身也同样变薄，使原本具有的缓冲作用被减弱，因此，导致眼压（眼球内压力）对巩膜造成更直接和更大的挤压与影响，致使眼轴不断"增长"。

打个比方，我们在吹一个气球。如果用同样的气吹大小相近但材质不一样、薄厚不同的气球，一定是那壁薄的且材质柔软的气球被吹得更大，球体膨胀得更大。这也许就是眼轴不停生长的秘密吧！

眼轴过长对眼睛有危害吗？

眼轴的"增长"会造成以下危害。

其一，后巩膜葡萄肿。

眼轴变长、眼球扩张，但眼球的各个部位扩张程度并不一致，于是有的会在眼球后面出现局部膨隆，从而形成可怕的凸起样肿物。

其二，视网膜裂孔或脱离。

眼轴的变长使得眼球内空间随之增大，玻璃体腔（详见"玻璃体——眼球内巨大的'透明支撑球'"）也会越来越大，其对视网膜形成牵拉，慢慢地就会直接导致裂孔或脱离（即视网膜从眼球上掉下来）；也可以因为视网膜萎缩变得异常脆弱，在运动或者外力的条件下，导致视网膜裂孔或脱离！

其三，黄斑变性和出血。

黄斑区［视网膜的一个结构，人眼的光学中心区，详见"视网膜（上）——照相机的感光底片"］的细胞对缺血和缺氧都非常敏感。在长期缺血和缺氧的刺激下，黄斑区会发生变性，也会长出新的血管，而这些新生血管的特点之一就是容易破裂出血（即黄斑出血）。

其四，白内障。

眼轴变长会导致晶状体（详见"晶状体——完美的'镜头'"）代谢发生变化，致其混浊，从而导致白内障。

其五，青光眼。

随着眼轴变长，视网膜脉络膜变薄，承受眼压的组织变得薄弱、抵抗力低下，因此即使眼压在正常范围内也可能导致眼底神经纤维的青光眼性损伤。

上述这些危害都会不同程度损害视力，甚至致盲，因此需要我们给予高度的重视！

但最重要的还是要预防近视的发生，以及控制近视的进展，避免高度近视转变为"病理性近视"。如果已经发生"病理性近视"，则一定要定期到医院做专业检测，眼部有任何异常都要及时就诊，以便能尽早发现并发症并给予正确的干预，从而减少致盲的风险。

小朋友们，这就是与"病理性近视"眼轴不停增长相关的一些内容，你们也知道该怎样做才能保护好自己的眼睛了吧！

13

近视防控，是一场比拼耐力的马拉松

目前，全球近视眼患病率已经超过25%，而我国小学生近视眼患病率接近40%，高中生和大学生则超过70%，青少年总体近视眼患病率居世界前列！

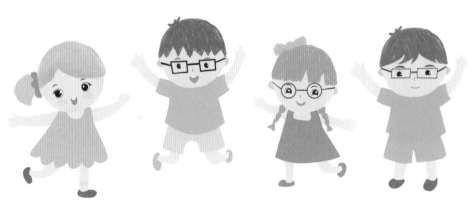

"全社会都要行动起来，共同呵护好孩子的眼睛，让他们拥有一个光明的未来。"2021年5月，教育部办公厅等15个部门发布

了关于印发《儿童青少年近视防控光明行动工作方案（2021—2025年）》的通知，进一步明确近视防控路线图。

近视防控已上升为国家战略。这是一项系统工程，需要学校、家长、孩子共同努力。学校做好课间户外活动，减轻学生学习负担；家长不能因"怕孩子输在起跑线上"而让孩子上各种辅导班，而应当给孩子更多的玩耍时间；孩子自己更要从思想上重视起来，彻底改变不良用眼习惯。

防控近视，我们具体能做些什么？

金点子：养成健康用眼习惯

近视防控，最重要的就是养成健康用眼习惯，包括坚持户外活动、远离电子产品、改变不良姿势、创造最佳照明条件、确保营养均衡、务必充足睡眠、做好眼保健操等（详见"防控近视的'七妙计'"）。

银点子：阿托品和角膜塑形镜

阿托品和角膜塑形镜（即OK镜）在近视防控中的使用是目前被循证医学证明能有效控制近视进展的最佳手段（详见"阿托品——'会变魔术'的近视进展延缓剂""戴OK镜，谁说了算？"）。

好点子：各种防控近视眼镜

单焦眼镜——最常见的矫正近视的框架眼镜。

戴上它，可以使近视成像在视网膜前的物像"向后移动"到视网膜上，使成像清晰。

但是请注意，单焦眼镜对控制近视进展作用并不大。

离焦眼镜——当因各种原因不方便使用阿托品或角膜塑形镜控制近视进展时，可以选择使用离焦眼镜。

离焦眼镜控制近视的原理是什么呢？就是通过镜片的特殊设计，达到周边"近视性离焦"，这样能够抑制眼球的向后延长。

"近视性离焦"听上去是不是很拗口？

不急，我们先来回忆一下。

你还记得之前介绍过的"近视"和"远视"的原理吗？

"近视"就是光线聚焦在视网膜前（详见"雾里看花，'近视'的真实世界如此朦胧"），"远视"就是光线聚焦在视网膜后（详见"对不起，远视可不是'千里眼'"），也就是说，两者均不能在视网膜上清晰成像，因此看物体模糊、视力差。

"离焦"，按字面意思，就是"离开焦点"呗！

是的，我们知道，光线进入"正视眼"（就是视

力正常的眼睛）会准确地聚焦在视网膜上，成像清晰。若光线不能聚焦在视网膜上，则成像不清晰，称为"离焦"。光线聚焦

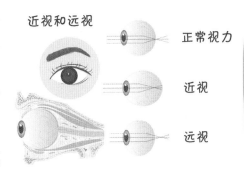

近视和远视

正常视力

近视

远视

于视网膜前，称为"近视性离焦"；聚焦于视网膜后，则称为"远视性离焦"。

佩戴普通单焦眼镜时，视网膜中心处（即眼睛直接看到的）的成像非常清晰，但是周边光线（即余光）容易汇聚在视网膜后，形成周边远视性离焦，这样就促使视网膜去"寻找"那个物像，导致眼轴的增长、近视度数加深。

离焦眼镜包括框架眼镜和软镜，品牌很多，但其原理一致。

除此之外，还有渐进多焦点框架眼镜和软镜等，但是这些大部分对近视进展的控制力较弱，不是主流防控近视手段。

特别需要大家牢记的是，近视防控是慢功夫，需要长期、持续管理，要坚持不懈，拿出跑马拉松的坚忍和执着，辅以合理的防控手段，只有这样，才能真正保护好"眼球"，拥有好视力！

14

嗨，快快跟我一起来
做眼保健操吧

有一次，无意间在网上看到小朋友们在课间做"眼保健操"的视频，当时真的令我异常惊讶：我的天呐！看看这些无处安放的小手儿，瞧瞧这胡乱瞎戳的动作……所有这些"自选动作"，可以说，与保护眼睛真的"一毛钱"关系都没有……

依稀记得，当我还是小学生时，每天课间伴随着轻快的音乐，我和小伙伴们都会微微闭上双眼，按照之前学习的动作认认真真地给自己的眼睛"做保健操"。每次做完操后，眼睛都觉得很舒服。就这样，到现在我两只眼睛的视力还保持在1.5呢！

眼保健操

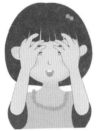
揉天应穴

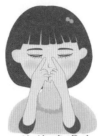
挤按睛明穴

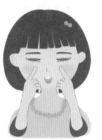
揉四白穴

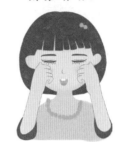
按太阳穴 轮刮眼眶

眼保健操——顾名思义，就是给眼睛做的"保健体操"。它是通过手指按摩眼部穴位（具体穴位文后有图），起到调整眼睛及头部的血液循环，让眼部各种肌肉组织放松，缓解视疲劳、预防近视等作用的方法。

第一个小秘密，你知道是谁发明了"眼保健操"吗？

20 世纪 60 年代，北京医学院体育教研组的刘世铭主任自创了一套眼保健操。

在北京市教育局分管健康教育工作的老师请到了中医按摩专家——北京中医医院骨按科的李玉田主任和中国中医研究院广安门医院按摩科的卢英华主任进行理论论证，这套体操的穴位图和具体操作方法获得肯定，并将其稍加改动，将原来的 8 节操简化为 5 节，随后开始在北京的学校试用，并迅速推广至全国。

第二个小秘密，你知道现在的"眼保健操"有什么新变化吗？

2008 年，新版眼保健操闪亮登场，对原有内容进行了修改和替换，增加了"脚趾抓地"部分，变得更有趣味性。

新版眼保健操是根据中医经络、推拿理论，结合体育医疗综合而成的按摩法，可以达到消除眼球肌肉紧张或痉挛的目的，进而保护视力、防治近视。有研究发现，新版眼保健操对改善学生视力、缓解眼部疲劳效果明显。

温馨提示：从医学角度来说，近视形成的原因很多，因此做眼保健操并不能完全预防近视，但它确实不失为一个防治近视的好方法。

小朋友们，你们喜欢戴上厚厚的像"瓶子底儿"一样的眼镜吗？如果不喜欢，那就赶紧和我一起学习如何正确做"眼保健操"吧！

别急，就像所有的体育运动一样，做"眼保健操"前也需要"热身"哦！

热身一，修剪指甲，洗干净手，避免误伤。

热身二，面颊清洁，找准穴位，否则白忙。

接下来，在做"眼保健操"的过程中，有几个要领特别关键。

要领一，手法正确，力度适中，轻按酸胀。

要领二，气定神闲，注意节奏，双目合张。

然后，要想使"眼保健操"发挥效力，还有不能忽视的注意事项。

注意一，眼睛红肿，暂停操作。

注意二，不走形式，持之以恒。

好了，终于到了我们的"眼保健操"时间啦！

第一节 按揉攒竹穴

攒竹穴位置：在面部，眉头凹陷处（双手拇指放在眉毛靠近鼻侧开始的地方，可以上下左右移动，找到微微凹

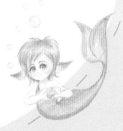

陷之处就对啦）。

按揉后的作用：明目、醒脑、活血止痛，能够缓解眼睛疲劳。

正确操作：以双手大拇指螺纹面分别按在两侧穴位上，其余手指自然放松，指尖抵在前额上，随音乐口令有节奏地按揉穴位，每拍一圈，做四个八拍。

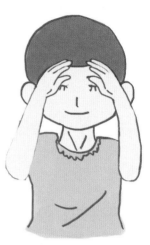

按揉攒竹穴

谜之操作：有按额头的，有按眉尾的……

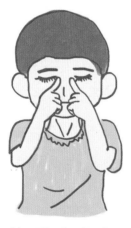

按压睛明穴

第二节 按压睛明穴

睛明穴位置：鼻骨两旁近眼角处（双手食指放在眼角与鼻梁之间，向上循摸，微微酸痒的凹陷处就是啦）。

按压后的作用：清热、明目，可以缓解眼睛疲劳、头痛等。

正确操作：双手食指螺纹面分别按在两侧穴位上，其余手指握起，呈空心拳状，随音乐口令有节奏地上下按压穴位，每拍一次，做四个八拍。

错误操作：千万别胡乱按压，会戳到眼睛！

第三节　按揉四白穴

四白穴位置：双眼平视前方时，瞳孔直下，眶下凹陷处（从颧骨突点向内循摸，或以食指中指并排，将中指放置鼻翼处，食指下的凹陷处就是四白穴，实在找不到的小朋友一定要向爸爸妈妈寻求帮助哦）。

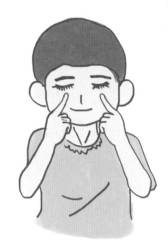

按揉四白穴

按揉后的作用：明目、祛风、通经络，可缓解眼痛、眼痒，可预防眼部疾病。

正确操作：双手食指螺纹面分别按在两侧穴位上，大拇指抵在下颌凹陷处，其余手指自然放松、握起，呈空心拳状，随音乐口令有节奏地按揉穴位，每拍一圈，做四个八拍。

另类操作：满脸跑手指，不知想按哪儿……

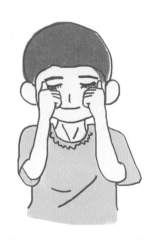

按揉太阳穴刮上眼眶

第四节　按揉太阳穴刮上眼眶

太阳穴位置：在外眼角与眉梢之间，向后大约一横指（大拇指宽为一横指）的凹陷中。（双手拇指循着眉梢向外、下的凹陷处）

按揉后的作用：醒脑、提神、明目，有效缓解头部紧张、疼痛及预防视力减退等。

上眼眶位置： 医学上将容纳眼球的类似四边锥形的骨腔称为眼眶，上眼眶就在眉毛下。

轮刮后的作用： 刮上眼眶时，经过的穴位有攒竹穴、鱼腰穴、丝竹空穴等，可以让眼睛周边肌肉放松，特别舒服。

具体操作： 双手大拇指以螺纹面分别按在两侧太阳穴上，其余手指自然放松、弯曲。伴随音乐口令，用大拇指按揉太阳穴，每拍一圈，揉四圈。然后，大拇指不动，用双手食指的第二个关节内侧，稍加用力从眉头刮至眉梢，两个节拍刮一次，连刮两次，如此交替，做四个八拍。

混乱操作： 揉按不讲规矩，轮刮没有顺序。

第五节　按揉风池穴

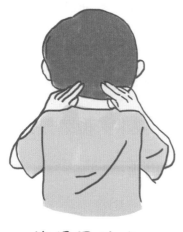

按揉风池穴

风池穴位置： 在颈后区，枕骨之下，胸锁乳突肌上端与斜方肌上端之间的凹陷中（稍稍低头，双手食指中指分别在两侧颈部耳后循摸，两条大筋外缘，相当于耳垂平齐处各有一个凹陷，就是风池穴）。

按揉后的作用： 平肝潜阳、清

肝、明目、安神、定惊、醒神开窍，可以缓解头痛、眩晕、视力疲劳。

具体操作： 双手食指和中指的螺纹面分别按在两侧穴位上，其余三指自然放松，随音乐口令有节奏地按揉穴位，每拍一圈，做四个八拍。

莫名操作： 对着颈后一通撸，不知道的还以为没睡好，落枕了。

第六节　揉捏耳垂脚趾抓地

耳垂位置： 耳郭下方、正中。

揉捏与抓地的共同作用： 清热、养血、利胆、明目，通过增加全身血液循环、疏通全身经络，使气血畅通，从而达到调节眼部的目的。

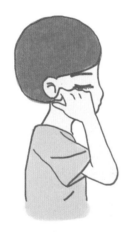

揉捏耳垂脚趾抓地

具体操作： 双手大拇指和食指的螺纹面捏住耳垂正中的眼穴，其余三指自然并拢弯曲，伴随音乐口令，用大拇指和食指有节奏地揉捏穴位，同时用双脚全部脚趾抓地运动，每拍一次，做四个八拍。

喜感操作： 抓耳挠腮、手舞足蹈，恍若身处花果山……

在此提醒：小朋友们在做眼睛保健操的过程中，按摩穴位的力度要适中，以轻微酸胀感为宜。

2020年，随着新冠疫情的暴发，手卫生受到了极大的关注。为了避免接触感染，上海市眼病防治中心、市视觉健康中心发布了2020新版《非接触眼保健操》，主要是通过眼球运动，促进眼部肌肉组织活动，不仅能避免因手部接触眼睛造成的感染风险，同时能舒缓眼部压力。

具体操作步骤——

音乐中，双手放在背后，轻轻相握。

收腹挺胸，放松面部肌肉。

深呼吸：吸气……呼气……吸气……呼气……

睁开双眼。

第一节 开合双眼

具体操作：保持身体和头部不动，轻轻地用力闭上眼睛。停留二拍，之后睁开眼睛停留二拍，如此重复做四个八拍。

第二节 十字运动

具体操作：保持身体和头部不动，眼睛依次往上、往下、往左、往右看，随着音乐口令，每一拍换一个方向，连续做四个八拍。

第三节　双眼画圈

具体操作：保持身体和头部不动，从眼睛上方为起点，沿顺时针转动，每四拍转一圈，连续做两个八拍；然后沿逆时针转动，每四拍转一圈，连续做两个八拍。

第四节　远近交替

具体操作：双手相扣自然放于桌前（约33厘米），远看黑板（约2.5米以上），停留两拍，近看双手，停留两拍，如此重复做四个八拍。

音乐中，双手放在腿上，轻闭双眼，身体自然放松……
深呼吸：吸气……呼气……吸气……呼气……
睁开双眼，请到户外活动或眺望远处。

"眼保健操"毕竟只是一种眼睛的保健方式，属于物理疗法。即通过穴位按摩，促进经络疏通，通过神经反射，加强整体组织新陈代谢，进而改善和促进血液循环、消除和调节眼部肌肉紧张，改善眼部生理功能，从而起到防治近视的作用。

近视的形成与多重因素相关，比如遗传基因、用眼不当、坐姿错误、光线亮度不足、饮食不当、使用电子产品……其中涉及的不良习惯是我们必须要改正的，否则眼保健操也无法弥补。

因此，预防近视要从多角度出发，注意用眼习惯和保护眼睛，增加户外活动时间，减少近距离用眼时间，同时配合做正确的"眼保健操"，只有这样，才能更好地预防近视。

15

防控近视的"七妙计"

既然近视不能被"治愈",那么防控便显得尤为重要。

今天,我们就来和小朋友们分享一下生活中能帮助我们远离近视且非常实用的七条"妙计"。

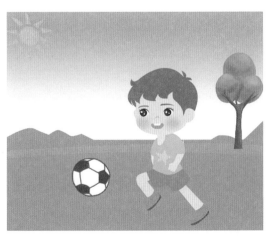

第一计 坚持户外活动

只有拥有开阔的视野,小朋友们才可以从容望远。因此,户外活动是目前为止最有效的防控近视手段。

户外活动时长：每天至少2小时才能有效预防近视的发生，减少近视度数的增长。如果无法坚持每天2小时，那么每周至少要保证10小时以上的户外活动，也是可以的。

做户外活动，我们需要知道以下三点。

首先，走进阳光。阳光中的某些物质可以促使人体内多巴胺等物质的释放，而多巴胺可以延缓眼轴的增长，从而控制近视进展。

其次，活动形式多样。跑、跳、打球等都可以，只要在户外活动，就能在一定程度上预防近视。

最后，不要暴晒。凡事适度，并因地制宜。夏天阳光过于灿烂，阳光下过度活动会导致中暑，所以要选择在阴凉处活动，也可以戴遮阳帽或遮阳镜，避免紫外线对眼睛的伤害。

第二计 远离电子产品

现代生活中，电子产品无处不在，电视、电脑、手机、平板等，对小朋友视力的危害很大，因此，建议学龄前儿童最好不要接触电子产品。

防蓝光怎么做：电子产品的短波长蓝光确实会损害眼睛，但是正规厂家出产的电子产品的短波长蓝光很少，因此，防蓝光眼镜不是必需品。如果特别担心蓝光损害，就必须选择正规厂家的防蓝光电子屏幕保护膜或防蓝光眼镜。

使用电子产品，注意如下问题。

首先，屏幕大好。相比较而言，观看的屏幕越大对眼睛的影响越小。

其次，距离适度。电子产品观看距离建议各有不同：投影仪，3米以上；电视，屏幕对角线的4倍以上；平板电脑，1个手臂的距离；电脑，50厘米以上；手机，40厘米以上。

最后，时间短好。应尽量减少电子产品的使用时间，非学习性质使用时间每天累计不超过1小时。使用期间应该遵循"20-20-20"法则，即观看电子屏幕20分钟后，要抬头远眺20英尺（6米）外20秒以上。

可见，比起纠结于防蓝光等一系列次生问题，最重要的是避免使用电子产品。

如何正确坐着上课

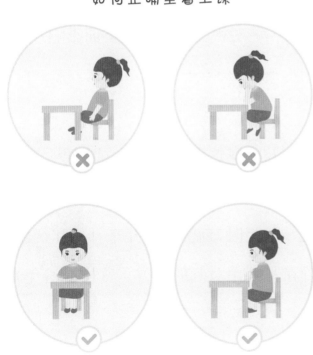

第三计　改变不良姿势

我们看书学习的姿势是否正确，是否养成了良好的用眼习惯，这些对防控近视可都是非常重要的。

首先，**三一规则**。坐姿要遵循"三一规则"，即"一拳一尺一寸"。胸口与书桌保持"一拳"的距离，眼睛与书本保持"一尺"（约33厘米）以上的距离，手与笔尖保持"一寸"约3.3厘米的距离。

其次，**身体挺拔**。除了"三一规则"，还要注意身体要呈挺直的状态，不要弯腰、长时间低头看书写字。因为小朋友正处在生长发育期，长期坐姿不正确不仅对视力没好处，甚至不利于脊柱的发育。

最后，**正确姿势看书**。看书是好习惯，但切记不要在移动的交通工具上看书，走路时也不要看书。另外，光线过强或过暗时看书，躺着看书，窝在被子里看书……对视力都会造成负面影响。

第四计 最佳照明条件

既然说到了看书时的光线问题，在这里要特别提醒大家，适合的照明有助于保护我们的视力。

首先，灯的位置。当自然光线不足时，就需要灯光来补充和帮助。在读写作业时，台灯应该放置在写字手对侧的前方（这样能避免光照后产生的手阴影挡住视线）。

其次，灯的照度。要选择符合国家标准的正规台灯，即距离台灯50厘米的光源照度能够达到250勒克斯（lux，法定符号lx，是照度的单位）以上，也就是说既不能太亮，也不能太暗。

最后，灯的伙伴。在使用台灯的同时，周围环境也要有一定的照明。也就是说，应当同时使用房间顶灯和台灯，而不是在一个黑暗的房间孤零零地只开一盏台灯。

自然光线充足时，我们需要注意的是务必避开直射，借助散射的光线阅读书籍才最为舒适。

第五计　确保营养均衡

食物与健康之间的关系毋庸置疑，我国传统中医药也一直提倡药食同源呢！

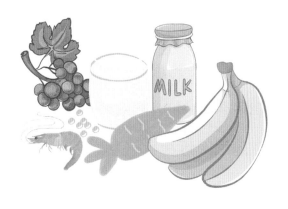

首先，硬质食物。有研究表明，多吃有一定硬度的食物，可以增加小朋友面部肌肉，包括眼部肌肉（如睫状肌）的力量，使得晶状体（详见"晶状体——完美的'镜头'"）的"变形"能力更强，从而减少近视的发生。这里的硬质食物指得的是胡萝卜、应季水果、甘蓝、动物骨、豆类等。但是必须注意的是，5 岁以内的小朋友在进食动物骨、豆类时还要注意避免气管划伤、气管异物堵塞的发生。

其次，含钙食物。人类的眼球壁除了含胶原纤维，还有钙质结构，以保证眼球壁的坚固，减缓眼轴的增长。多吃含钙食物或让小朋友多晒太阳，可以促进维生素 D 的合成，对预防近视也是有好处的。含钙食物有牛奶、豆制品、鱼虾、动物骨等。

此外，重在均衡。中医认为食物有寒、温、凉、平四性，而人的体质也有寒、热、虚、实之分。因此我们吃的食物不能单一，不可过于精细，而应当荤素兼具，比例适当，精粗共有，顺应季节，均衡搭配。

小朋友们要知道，含糖分很高的零食和油炸食品，对我们的视力是没有好处的。

第六计 务必充足睡眠

睡眠对近视也有影响吗？

是的！小朋友要记住，不可熬夜。熬夜对眼睛的危害非常大，而且熬夜伤害的可远不止眼睛，还对我们的大脑发育、身高发育、内分泌成熟等都有一定的负面影响呢！

建议睡眠时长：小学生每天 10 小时，初中生每天 9 小时，高中生每天 8 小时。

第七计 做好眼保健操

眼保健操，小朋友们都不陌生。

如果记不清该怎样做，那就去翻看一下之前我们介绍的章节吧

（详见"嗨，快快跟我一起来做眼保健操吧"）。眼保健操，不是给爸爸妈妈做的，更不是给老师做的，而是为了让我们自己的眼睛明亮、好用才做的哦!

小朋友们，聪明如你们，这笔账肯定能算得清吧!

好了，如果这七条"妙计"小朋友们都能学得会、记得住、做得到、用得好，那么你的人生就有很大概率可以远离近视啦!

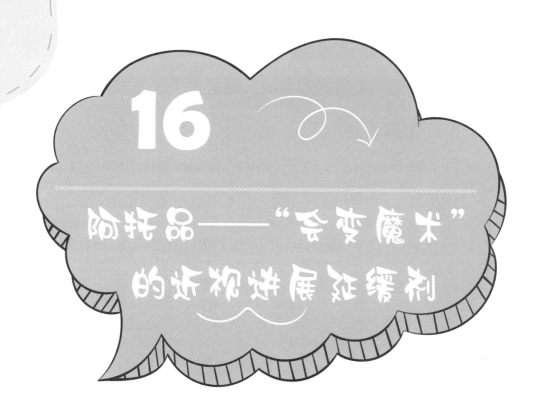

16

阿托品——"会变魔术"
的近视进展延缓剂

　　有些不负责任的广告总是声称某款眼药水可以治愈近视……情况果真如此吗？真的存在这种神奇的药水吗？

　　答案自然是否定的！

　　要是真信了这些广告，可就要缴纳"智商税"了。

　　也许随着科学的进步，总有一天能研究出治愈近视的手段，这个研究者也许就是你们其中之一。不过到目前为止，还没有任何一种眼药水可以"治愈"近视。

　　如今我们已经了解到的真相："真性近视"是不可逆的。

　　但是，确实存在一种"会变魔术"的神奇药水，它能够起到延缓近视进展的作用，它的名字叫"阿托品"。

来看看，阿托品究竟有多神奇！

阿托品是"竞争性毒蕈碱型受体"阻断剂，被广泛应用于内科、外科等疾病。比如，阿托品可以被用于有机磷中毒等急性中毒症状的救治，外科气管插管全麻时可以用阿托品减少腺体分泌，特别是唾液腺、呼吸道腺体的分泌。

在眼科的主要作用则是解除平滑肌痉挛（即睫状肌），达到瞳孔散大、调节麻痹的作用（详见"近视眼也有'真'有'假'？"）。还可用于散瞳、检查眼底、弱视治疗等方面。

近年来，"老药新用"，阿托品又有了其他的用武之地。20世纪70年代，业界开始报道阿托品滴眼液可应用于"近视"的防控，它也是目前唯一经循证医学验证能有效延缓近视进展的药物。

阿托品控制近视进展的机制是什么呢？

早期观点认为，阿托品可以引起"睫状肌"麻痹导致调节放松，从而起到延缓"近视"进展的作用。但随着研

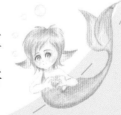

究的不断深入，发现阿托品控制"近视"发展的原因并不仅限于此。

关于"近视"发生机制的重要学说 "脉络膜巩膜缺血缺氧微环境改变学说"认为，阿托品能刺激多巴胺和一氧化氮的释放，增加脉络膜渗透性，促使脉络膜增厚，从而使脉络膜血流灌注压增加，血供增加，进而起到控制近视进展的作用。

总之，阿托品对近视的防控作用机制目前还不是特别清晰，还需要未来进一步研究证实。

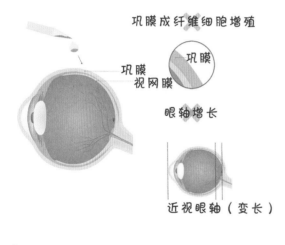

阿托品滴眼液适合什么样的人群？

适合应用阿托品滴眼液的人群为4~16岁的儿童青少年。小于6岁的儿童应用阿托品，必须加强用药后的监管和随访。

近视度数超过50度，或每年增加度数超过50度，或眼轴每年增长超过0.3毫米，可以给予阿托品滴眼液治疗，但具体还要遵从医生的建议，需要进行用药前眼部检查，对用药禁忌证和依从性等进行综合判断后再决定是否使用。

多少浓度的阿托品对"近视"控制效果更好？

阿托品对"近视"的控制程度与阿托品的使用浓度成正比，也就是说，药物的浓度越高，控制"近视"进展的效果就越好，但是药物导致的全身不良反应也会随之增加。

综合药物浓度产生的药效和最小的不良反应，以及停药后最小反弹效应，浓度为 0.01% 的阿托品是最佳选择，控制近视进展的效果达 27%~83%。

要知道，阿托品虽然如魔术般神奇，但也有不良反应和注意事项哦！

首先，阿托品产生的不良反应的轻重与药物浓度相关。

高浓度阿托品（如散瞳剂1%阿托品眼用凝胶）可引起面部红热、口干、心跳加快或心律不齐、发烧等全身不良反应；低浓度阿托品（如0.01%阿托品）产生的全身和眼部不良反应轻微。

阿托品常见的眼部不良反应有四种。

瞳孔散大、畏光。阿托品可以放松睫状肌，使瞳孔扩张（较用药前散大0.5 ~ 1毫米），进而会导致畏光（在明亮环境中可能有怕光现象）、眩光。早期戴太阳镜或遮阳帽可以有效缓解，后期则可以自我逐渐适应，直至症状减轻。

视物模糊。因为睫状肌松弛、麻痹，所以看到的东西就会变得模糊，可能造成阅读困难。

过敏反应和刺激反应。这种情况比较少见，主要为眼部瘙痒、灼热，眼睑肿胀，眼周发红等，少数小朋友可能在滴药后感到眼部刺痛不适。

停药后的"反弹"现象。阿托品滴眼液何时停药一定要听从医生的专业建议，而且需要注意的是，停药后可能会出现"反弹"，主要表现为屈光度以及眼轴长度的增长速度出现反弹。与高浓度阿托品滴眼液相比，浓度为 0.01% 的阿托品具有最小不良反应以及停药后最小反弹效应。目前阿托品停药反弹的机制还不明确。

那怎样使用阿托品滴眼液能减少副作用呢？

阿托品滴眼液多经泪液引流，部分排入鼻泪管，经鼻黏膜吸收可引发全身症状。因此在使用过程中，将眼药水滴入结膜囊后，建议立即按压内眼角，这样既可以延迟药物停留时间，又能防止阿托品滴眼液从泪小点进入鼻腔被吸收，从而减少药物对全身的副作用。

关于使用阿托品眼药水，你需要知道的"N"件事

其一，低浓度阿托品对"近视"的防控作用是有循证医学证据的，也就是说相对可靠。

其二，因为存在个体差异，低浓度阿托品对每个小朋友"近视"控制的效果可能不同。

其三，低浓度阿托品滴眼液只能延缓"近视"进展，不能改善视力，因为视力不可逆。

其四，使用药物不是治疗的全部，用药后并非万事大吉，依然需要屈光矫正（如戴镜等），并养成良好的用眼习惯（如户外活动，端正学习姿势等）。

其五，用药后，"近视"控制效果不佳的小朋友，可以在专业医生的指导下联合使用角膜塑形镜，或者更改其他控制近视进展的方法。

17

戴OK镜，谁说了算？

"大家知道吗？我戴了一个神奇的眼镜，晚上戴白天摘，白天视力就很好，什么都能看得清！"

这是来自戴OK镜小朋友的惊叹。

是的，OK镜确实有它的"神奇"之处，但你对它的了解又有多少呢？

OK镜的极简介绍

OK镜的名字来源于它的英文拼写"Orthokeratology lens"，直译为"角膜塑形镜"，即塑形用硬性角膜接触镜。这种特殊设计的高透氧性硬性角膜接触镜，是夜戴晨取（即睡前戴上早晨摘下来）模式，属于暂时性降低一定近视度数的矫正方法，是目前控制青少年近视安全、有效的方法。

OK 镜究竟是如何矫正近视度数的呢？

角膜塑形镜是采用特殊的逆几何设计，通过戴镜产生的机械力学及流体力学作用（简单说就是压迫角膜）可改变角膜形状。

具体为：使得角膜中央区域的弧度（即弯曲度）在一定范围内变平，曲率变小；而中周部变陡，曲率变大，完成对角膜的重新"塑形"。

结果使光线进入眼内时产生不同程度的折射，从而暂时性降低近视屈光度数，让视网膜获得清晰成像，提高裸眼视力（不戴镜视力）。

神奇的OK镜，到底是怎么控制近视发展的呢？

鉴于小朋友晚上佩戴角膜塑形镜后，在白天近视可以得到暂时矫正，还能有效减缓近视度数增加和眼轴增长，控制率约为67%，对低度、中度和高度近视均有较好的控

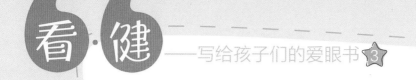

制效果，不禁让人好奇，OK镜的作用机制究竟是什么？

目前，其具体作用机制还不确定，只有几种假说。

其一，脉络膜厚度增加假说。戴镜后，脉络膜厚度增加，眼轴增长速率减缓。

其二，调节改善假说。根据调节幅度低的近视眼小朋友近视控制效果好这一特点，推测OK镜可以延缓近视进展的原因在于改善调节功能（人眼的一种机能）。

其三，视网膜周边离焦形成假说。塑形镜可以令近视眼小朋友周边角膜变陡，从而形成视网膜周边近视性离焦，减缓了眼轴增长和近视度数的增加。

既然OK镜真的有用，是不是每个小朋友都可以佩戴呢？

答案是否定的。

在此特别声明，OK镜并非适合所有近视眼患者，其主要适用条件如下。

近视眼发展速度快，在18岁很有可能成为高度近视眼。

近视度数在600度及以下，顺规散光（专业术语，指一种散光类型）度数不超过150度，逆规散光（专业术语，指一种散光类型）度数不超过75度。

外眼及眼球检查无明显异常。

年龄满8岁，居住环境及卫生条件良好等。

当然还有很多其他具体条件。在验配之前，切记一定要找正规医疗机构的专业人士做详细咨询。

OK镜佩戴后可能会有的不良反应……

最常见——角膜（黑眼球）染色。即角膜受到损伤，这是最常见的并发症。常由镜片不合适、镜片污损、机械损伤和护理液毒性反应等造成。

最可怕——角膜炎。可因细菌、病毒感染引起，严重的可造成不可逆后果，影响视力甚至致盲！

最失误——角膜压痕。佩戴过紧或镜片偏位等引起。

最深入——角膜浸润。由角膜缺氧等引发炎症反应，使角膜局部肿胀、混浊等引起。

因此，戴OK镜一定记得常规随诊，一旦眼睛有异常必须及时去看医生，这点尤为重要！

隐形眼镜与OK镜有什么不同？

首先，软硬不同。别看都是隐形眼镜，但是前者是软镜，后者是硬镜。

其次，大小不同。软镜直径较大，覆盖整个"黑眼球"（即角膜）；塑形镜直径小于"黑眼球"。

再次，适用年龄不同。软镜并不适合18岁以下人群，塑形镜适合。

最后，产生作用不同。单光软镜对控制近视进展无任何作用，只是戴镜后可以提高视力；角膜塑形镜则可以在一定程度上有效控制近视发展。

佩戴OK镜你需要知道的"N"件事

第一，戴镜只是改变了角膜的曲率，使得屈光改变了，让眼睛清晰地看到物体，但眼球结构没有发生改变。

第二，对近视的矫正是可逆的，一旦停戴，近视会恢复到原有水平，因此不能治愈近视，但可以控制近视进展。

第三，角膜塑形的过程是循序渐进的，不能急于求成，在初戴的1周内角膜形态变化较大。

第四，晚上睡觉戴镜是安全的，因为它的透氧性非常好，一般不会让角膜缺氧。

第五，刚开始佩戴时会有一定的不适应，5至20分钟后就会慢慢适应，睡眠时佩戴没有明显的不适感。

第六，镜片的寿命与日常使用和清洗维护有很大关系，一般1

至1.5年更换一次。

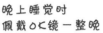

OK镜-角膜塑形镜佩戴方法

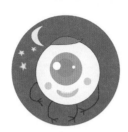 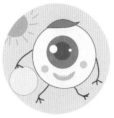

晚上睡觉时
佩戴OK镜一整晚

白天摘镜一整天
享受高清视力

　　温馨提示：再次强调，想戴OK镜的小朋友，一定要先去正规医院对眼睛进行全方位的检查。在专业医生评估并制定出个性化定制方案后，才可以正式佩戴，之后记得定期随诊，避免严重并发症的出现！

18

近视手术？
远水解不了近渴！

戴上眼镜的小朋友觉得不方便，戴着眼镜的大朋友觉得不美观。不过私底下，他们可能在想："虽然我近视了，但是没关系，等长大后做近视手术不就解决问题了吗！"

然而，事实果真如此吗？

正如前面我们已经了解到的，一旦发展成为真性近视，就是不可逆的。之前讲的阿托品眼药水、OK镜等仅仅起到延缓近视进展的作用，不能"治愈"近视。

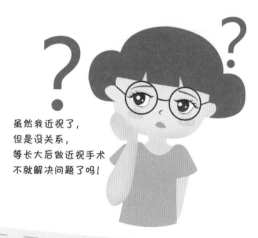

虽然我近视了，但是没关系，等长大后做近视手术不就解决问题了吗！

大家常说的"近视手术"是用激光对角膜（详见第一册"角膜是什么？透明玻璃贴的世界"）进行切削"变形"，从而改变屈光达到矫正近视的目的，但对于已经出现结构变化的眼球则不可能恢复。

"近视手术"究竟是怎样矫正近视的呢？

角膜有两大特点。

第一，角膜非常薄，最厚处也只有1毫米，瞳孔区最薄，约为0.5毫米。

第二，角膜是眼屈光系统中屈光力最大的组织，总屈光力为43D，占全眼屈光力的70%。

"近视手术"，又叫视力矫正手术，即屈光手术，主要是在角膜进行。它通过切削角膜组织，使角膜变平，弧度被改变，达到"切削"和"重塑"角膜的目的。这样光线就可以直接聚焦在视网膜上，使视物变得清晰，进而矫正屈光不正。

那用什么切削/切割角膜呢？

切……削……割……听上去是不是挺恐怖？"近视手术"当然得用"刀"做，只不过是特殊的"刀"，即"激光刀"！

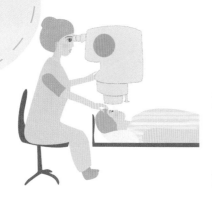

其一，准分子激光。

这是一种不在人眼可见范围内的超紫外线光束，能够被精确聚集和控制。

激光脉冲照射到角膜组织的时候，能够使固态角膜组织瞬间变成气体消失得无影无踪，从而达到切割的效果。

其二，"飞秒"激光。

"飞秒"是时间计量单位，1飞秒只有1秒的1000万亿分之一！

"飞秒"激光是以脉冲形式运转的激光，因其持续时间非常短，只有几飞秒，故叫作"飞秒"激光。"飞秒"激光的瞬间功率非常高，当照射到组织上时，通过爆破原理（光爆破使角膜组织蒸发）对组织进行精密的切削。

"近视手术"四连问之一：小朋友可以做吗？

答案请记牢，截至目前，业界认为，小朋友不可以做"近视手术"！

"近视手术"四连问之二：手术适合什么人群？

手术适应证：本人有摘镜愿望，年龄≥18周岁，屈光状态基本稳定（每年近视屈光度数增长不超过50度，连续不少于2年），屈光度数：近视≤1200度，散光≤600度。但不同手术方式适应证会有差异，具体还要咨询专业医生。

"近视手术"四连问之三：哪些人不适合手术？

手术禁忌证：疑似或圆锥角膜患者，眼部活动性炎症反应和感染，角膜厚度无法满足切削深度，严重干眼等。此外，想施行手术还有很多限制条件，因此在手术之前，务必要到专业医院请专业医生详细检查后再做决定。

"近视手术"四连问之四：做这个手术有哪些问题呢？

手术不是万能的：做完手术后有可能出现新的问题。最常见的就是屈光度欠矫或过矫（近视矫正的不够或者过度）、屈光状态回退（又回到近视状态）、角膜炎、干眼症状、角膜扩张或继发性圆锥角膜（一种角膜扩张）等。

盘点那些主流的"近视手术"

如果将角膜比作一片薄切的橘子，角膜上皮就可以被视为橘皮，角膜基质组织就相当于橘瓤、果肉。接下来，我们看看那些神奇的"近视手术"是如何处理角膜的。

手术方式一，准分子激光上皮下角膜磨镶术（LASEK）

经20%乙醇（酒精）松解角膜上皮后，以角膜上皮环钻和上皮铲（手术工具）将角膜上皮层切出一个带蒂的上皮瓣（即橘皮瓣），掀开上皮瓣，进行切削，术后将上皮瓣复位（放回原位）并佩戴角膜接触镜。

优点： 有完整角膜上皮瓣的保护，减少了因角膜上皮层缺损而引起的疼痛感、异物感、视物模糊等症状的发生。

缺点： 术后疼痛，酒精毒性使角膜炎症反应增加。

手术方式二，机械法——准分子激光角膜上皮瓣下磨镶术（Epi-LASIK）

采用一种特制的角膜上皮刀——微型角膜刀，制作出角膜上皮瓣（橘皮瓣），行激光切削后将上皮瓣复位，术后佩戴角膜接触镜。

优点： 术后刺激症状轻、角膜上皮愈合快。与LASEK相比没有酒精毒性，提高了术后的视觉质量和舒适度。

缺点： 有术中角膜瓣相关并发症，所需成本高，器械昂贵。

手术方式三，经上皮准分子激光角膜切削术（TPRK）

用激光直接在角膜表面切削一个规则的非球面，整个切削过程不区分角膜上皮和前部基质层（即橘皮和果肉一起切削），术后佩戴角膜接触镜。

优点： 屈光切削和去上皮切削一步完成，手术操作时间缩短；创面光滑而完整，术后疼痛相对稳定；无器械或角膜上皮刀接触眼球，无酒精毒副作用，感染风险降低；不切瓣，角膜组织改变小，圆锥角膜等发生风险小。

缺点： 相对较少，是目前主流手术方式。

手术方式四，飞秒激光小切口角膜基质透镜取出术（SMILE）

用"飞秒"激光在角膜基质扫描形成光学透镜，即隔着橘皮对里面的果肉进行"立体"切割后，再将透镜（切掉的角膜组织）从角膜周边一个2~4毫米小切口取出（即在橘皮边上做一小切口，再将果肉取出来）。

优点： 对角膜表层及上皮的损伤轻微；对角膜表面神经破坏较小；术后发生干眼的风险也明显降低。

缺点： 相对较少，是目前主流手术方式。

总之，"近视手术"技术在不断发展、提高，而每种手术也都有自身的缺点和不足，如果年龄适合，那就在专业的评估后选择最合适的术式和方法。

更为重要的是，"近视手术"只是"亡羊补牢"，无法改变眼球已经发生的内部变化（比如变长的眼轴）。因此，对于近视，小朋友们要切记，预防才是关键！